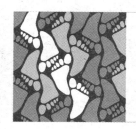

Prevention and Management of Foot Problems in Diabetes
Guidance Documents and Recommendations

Guidance on the Diabetic Foot

The 2015 challenge of the International Working Group on the
Diabetic Foot

国际糖尿病足工作组
预防和处理糖尿病足

问题指导

（2015版）

U0386493

国际糖尿病足工作组　编著

徐　俊　译

王鹏华　审

天津出版传媒集团

天津科技翻译出版有限公司

著作权合同登记号：图字：02-2017-61

图书在版编目(CIP)数据

国际糖尿病足工作组预防和处理糖尿病足问题指导
(2015 版) / 国际糖尿病足工作组编著；徐俊译. — 天津：
天津科技翻译出版有限公司, 2019.1
书名原文: Prevention and Management of Foot
Problems in Diabetes Guidance Documents and
Recommendations
ISBN 978-7-5433-3860-9

Ⅰ.①国… Ⅱ.①国… ②徐… Ⅲ.①糖尿病足–防
治 Ⅳ.①R587.2

中国版本图书馆 CIP 数据核字(2018)第 145371 号

出　　版：天津科技翻译出版有限公司
出 版 人：刘 庆
地　　址：天津市南开区白堤路 244 号
邮政编码：300192
电　　话：(022)87894896
传　　真：(022)87895650
网　　址：www.tsttpc.com
印　　刷：天津市蓟县宏图印务有限公司
发　　行：全国新华书店
版本记录：960×1300　16 开本　12 印张　200 千字
　　　　　2019 年 1 月第 1 版　2019 年 1 月第 1 次印刷
　　　　　定价：28.00 元

(如发现印装问题，可与出版社调换)

编者名单

K. Bakker

IWGDF, Heemsteedse Dreef 90, 2102 KN, Heemstede, the Netherlands

J. Apelqvist

Department of Endocrinology, University Hospital of Malmö, Sweden

B. A. Lipsky

Geneva University Hospitals and Faculty of Medicine, Geneva, Switzerland, and University of Oxford, Oxford, UK

J. J. Van Netten

Department of Surgery, Ziekenhuisgroep Twente, Almelo and Hengelo, the Netherlands

N. C. Schaper

Div. Endocrinology, MUMC+, CARIM and CAPHRI Institutes, Maastricht, the Netherlands

S. A. Bus

Department of Rehabilitation Medicine, Academic Medical Center, University of Amsterdam, Amsterdam, the Netherlands

L. A. Lavery

Department of Plastic Surgery, University of Texas Southwestern Medical Center, Dallas, Texas, United States of America

M.Monteiro-Soares

CIDES / CINTESIS –Health Information and Decision Sciences Department

(U753–FCT), Oporto Faculty of Medicine, Oporto, Portugal

A. Rasmussen

Steno Diabetes Center A/S, Gentofte, Denmark

Y. Jubiz

Diabetic foot unit. Colombian Diabetes Association, Bogotá, Colombia.

P. E. Price

Vice Chancellors' Office, Cardiff University, Wales, United Kingdom

D. G. Armstrong

Southern Arizona Limb Salvage Alliance (SALSA), Department of Surgery, University of Arizona College of Medicine, Tucson, AZ, USA

R. W. van Deursen

School of Health Care Sciences, College of Biomedical and Life Sciences, Cardiff University, Cardiff, UK

J. Lewis

Cardiff and Vale University Health Board, Cardiff, UK

C. F. Caravaggi

University Vita Salute San Raffaele and Diabetic Foot Clinic, Istituto Clinico Città Studi, Milan, Italy

P. R. Cavanagh

Department of Orthopaedics and Sports Medicine, University of Washington Medical Center, Seattle, WA, USA

R. J. Hinchliffe

St George's Vascular Institute, St George's Healthcare NHS Trust, London, UK

J. R. W. Brownrigg

St George's Vascular Institute, St George's Healthcare NHS Trust, London,

UK

E. J. Boyko

Seattle Epidemiologic Research and Information Centre-Department of Veterans Affairs Puget Sound Health Care System and the University of Washington, Seattle, WA, USA

R. Fitridge

Vascular Surgery, The University of Adelaide, Adelaide, South Australia, Australia

J. L. Mills

SALSA (Southern Arizona Limb Salvage Alliance), University of Arizona Health Sciences Center, Tucson,Arizona, USA

J.Reekers

Department of Vascular Radiology, Amsterdam Medical Centre, The Netherlands

C. P. Shearman

Department of Vascular Surgery, University Hospital Southampton NHS Foundation Trust, UK

R. E. Zierler

Department of Surgery, University of Washington, Seattle, Washington, USA

J. Aragón-Sánchez

La Paloma Hospital, Las Palmas de Gran Canaria, Spain

M. Diggle

Nottingham University Hospitals Trust, Nottingham, UK

J. Embil

University of Manitoba, Winnipeg, MB, Canada

S. Kono

WHO-collaborating Centre for Diabetes, National Hospital Organization,

Kyoto Medical Center, Kyoto,Japan

É. Senneville

Gustave Dron Hospital, Tourcoing, France

V. Urbancic-Rovan

University Medical Centre, Ljubljana, Slovenia

E. J. G. Peters

VU University Medical Centre, Amsterdam, The Netherlands

F. L. Game

Department of Diabetes and Endocrinology, Derby Teaching Hospitals NHS FT, Derby UK

C. Attinger

Department of Plastic Surgery, Medstar Georgetown University. Hospital, Washington, DC, USA

A. Hartemann

Pitié-Salpêtrière Hospital, APHP, Paris 6 University, ICAN, France

R. J. Hinchliffe

St George's Vascular Institute, St George's Healthcare NHS Trust, London, UK

M. Löndahl

Department of Endocrinology, Skåne University Hospital, Sweden

W. J. Jeffcoate

Department of Diabetes and Endocrinology, Nottingham University Hospitals NHS Trust, Nottingham UK

中文版序一

　　根据最新的流行病学调查结果,我国成人糖尿病患病率为10.9%,糖尿病前期的患病率为35.7%。这说明,尽管从政府、医学会和媒体的角度来说,糖尿病已经受到较以往任何时候更多的关注和重视,但是这些年来,糖尿病患病率并没有出现下降趋势。近三十多年来,我国城市的糖尿病患病率增加了十余倍。而且,糖尿病前期患病率已达到将近36%,这足以说明未来的糖尿病患病率必然会增加。

　　糖尿病足是糖尿病的主要慢性并发症之一,往往发生于病程较长、病情长期未得到控制的患者。其治疗困难,医疗花费巨大,预后差,而且其所造成的社会负担和经济负担较重。尽管目前我国多家医院设立了糖尿病足中心和专门治疗糖尿病足的临床诊室,在糖尿病足的诊治方面形成了自己的特色,开展了一些新技术和新方法,但是,对于我国13亿人口中1亿多糖尿病的患者而言,有限的糖尿病专科医生和糖尿病中心是远远不能满足糖尿病患者需要的,数十家由多学科协作为基础的糖尿病足专业的临床服务更是远远不能满足客观需要。

　　另外一个更重要的问题是,在全国急需推行糖尿病足的规范化诊治,包括:糖尿病足危险因素的筛查,糖尿病足的及早发现,及时有效和科学合理的治疗,以及加强对糖尿病足患者的管理等。许多糖尿病足起源于皮肤水疱、溃疡(如烫伤、穿鞋过紧且皮肤破溃等),由于患者本人不重视、未能及时就诊或接诊医生处治不当,造成足部溃疡恶化到严重阶段,转诊到三甲医院糖尿病或足病专科时,已经发展到足坏疽,必须截肢。近些年来,尽管我国糖尿病足患者的大截肢率明显下降,但是总截肢率并没有下降,并呈上升趋势。而且,随着人口老龄化,糖尿病及其并发症,如下肢血管病变的患病率会继续上升,糖尿病足患病率也将明显增加。但是,我国从事糖尿病足治疗的专业人员很少。与一些西方发达国家不同,我国没有足病师学院,甚至在医院内没有足病师这个职业。因此,在我国这个经济快速发展的人口大国,开展规范化的糖尿病足专业人员的培训不仅非常必要,而且很迫切。

自国际糖尿病足工作组于1999年发布第一版国际糖尿病足临床指南以来,多次更新指南,目的是使指南更科学、更富有循证医学的证据和更具有实践性。制订和贯彻糖尿病足的临床指南是国际糖尿病足工作组的重要任务,其过程是非常严肃的,且耗时多年。例如,在这次指南修订之前,就有关于指南的修订,应按照GRADE分级,既考虑了循证医学的证据级别,又考虑了富有临床实际经验的专家观点。国际糖尿病足工作组成立了5个小组,分别起草了有关下肢动脉病变、创面处理、减压、感染和足病预防等临床指南,小组拿到初稿后,通过邮件分发给国际糖尿病足工作组的各国代表,为指南制订的依据和指南文字逐条给予评分,再经过工作小组汇总讨论。发布前,国际糖尿病足工作组全体成员讨论一天,然后每个代表签字确认。

作为国际糖尿病足工作组的成员,我参与了有关糖尿病足部感染指南的修订。在修订和贯彻指南的过程中,我获益良多。由于我经常到基层医院帮助和指导相关医生会诊糖尿病患者,在实际工作中深深体会到糖尿病足规范化诊治的重要性。指导的贯彻和推广是落实糖尿病足规范化诊治的需要,也是提高临床医生处理糖尿病足能力的有效途径。

我和我的同事一起,翻译过1999年的国际糖尿病足工作组的临床指南和2007年的国际糖尿病足临床指南的主要部分。这次由徐俊医生翻译的2015年版指导,内容更为详细。而且,徐俊医生的翻译还包括了参考文献部分。另外,国际糖尿病足工作组指南起草小组越来越关注实用性,在编写该指导的过程中,力求科学严谨,同时便于操作执行。这版指导的这些特点更为明显。

徐俊医生是天津医科大学代谢病医院足病科的主治医师,长期从事糖尿病足的临床与研究工作。他热爱医学,有志于糖尿病足的防治工作,担任糖尿病及其足病相关专业团体的青年委员。他还深入基层，如在甘肃省天水市第四人民医院代职半年，从而深切了解到基层和偏远地区医院对糖尿病医生的需要。在与我一起参加2015年的国际糖尿病足大会期间，他高度关注大会期间发布的国际糖尿病足工作组编写的《糖尿病足临床指导》，赞赏该指导的科学性、实用性和易操作性。回国后，他积极主动地与国际糖尿病足工作组联系，并取得对方的同意，开始该指导的翻译工作。历经两年多时间，完成了该指导的翻译。由于他精通本专业，又较好地运用了英文翻译技巧，因此，他的翻译流畅通达，既忠实于原文，又避免了中文表达时出现"英式中文"或"中式英文"的情况。

　　由于时间受限，我选读了指导的部分文字，受益匪浅。我相信，广大的糖尿病足专业人员，一定会从该指导中获益，而且会在临床实践中贯彻落实，造福于广大糖尿病足患者。该指导的读者不仅仅是糖尿病专科医护人员，还包括血管外科、介入外科、骨科、康复科、感染科等相关专业人员。实际上，该指导的编写就是由多学科专家共同完成的。

　　作为从事糖尿病及糖尿病足研究多年的临床工作者，我特别感谢徐俊医生和为该指导中文版出版做出贡献的编辑，当然还要感谢参与该指导编写的国外同仁，感谢由于他们的努力，使我们在糖尿病足的临床诊治中，有了一本好的教材。

中国人民解放军第306医院全军糖尿病诊治中心主任　主任医师　教授
中华医学会糖尿病学分会糖尿病足与周围血管病学组顾问
国家卫生计生委慢性病预防与控制专家委员会委员
国际糖尿病足工作组成员　原亚太区主席
亚洲糖尿病学会监事
2018年5月

中文版序二

糖尿病足是糖尿病患者最严重且痛苦的慢性并发症之一，随着我国糖尿病发病率的逐年增加，糖尿病足的发病率也随之增加，现今我国糖尿病足的年发病率高达 8.1%，且糖尿病足溃疡治愈后的复发率更是高达 31.6%，死亡率高达 14.4%，给患者、家庭以及社会造成极大的负担。

近二十年来，在中华医学会糖尿病学分会的领导和支持下，通过几代糖尿病足与周围血管病学组委员的努力工作，在全国开展糖尿病足相关预防、诊断、治疗等培训与实践，使得糖尿病足医护人员对足病诊治模式的认识逐渐发生转变，从开始的单一诊治模式逐渐过渡到"糖尿病足诊断、治疗及预防的多学科协作"全程管理模式，协助有条件的大型综合医院陆续建立针对糖尿病足的多学科协作团队；积极开发新技术、新材料等并应用于临床，我国糖尿病足的管理取得了巨大的成就，糖尿病足的截肢率，尤其是大截肢率，明显降低。

虽然我国糖尿病足的大截肢率已从 12.09% 降至 2.14%，但同年代美国与英国报道的糖尿病足大截肢率仅为 0.1% 左右，因此我们与国外同行相比，仍然存在着较大的差距。这是由于我国医务人员对于糖尿病足的管理存在"重治疗，轻预防"的思想，目前国内医务人员多聚焦于糖尿病足的治疗，即探索促进糖尿病足溃疡愈合的有效措施(三级预防)，忽视糖尿病足的预防，对糖尿病足预防研究较少，导致治愈率提高，但患者越治越多，患者及家庭、社会负担越来越重的状况。因此，为了进一步改善我国的糖尿病足防治成果，应该重视糖尿病患者的教育，通过教育使患者转变为行动，改变自身的不良习惯，达到教育的目的，最终达到预防糖尿病足的发生；继续开展规范化的糖尿病足医务工作者的培训以及探讨建立糖尿病高危足筛查、干预规范流程,不但必要而且十分迫切。

鉴于我国目前尚缺糖尿病足诊治指南,我们只针对糖尿病足医务工作者的培训采用中华医学会糖尿病学分会糖尿病周围血管病变及足病学组组织编写出版的《糖尿病足病规范化诊疗手册》,该手册虽然通俗易懂,便于临床医务工作者学习掌握并应用于临床实践,但是对于采用的证据选择并不十分严谨,因此《国际糖尿病足工作组预防和处理糖尿病足问题指导(2015 版)》的发布对于我们今后的工作具有十分重要的指导意义。

《国际糖尿病足工作组预防和处理糖尿病足问题指导 (2015 版)》的编写较已往的指导编写在方法学上有重大改进,该指导依据 GRADE 分级,既采用循证医学的证据,又考虑了富有临床经验的专家观点,允许专家提供推荐的强度和证据级别,有利于临床实践;基于研究的风险偏倚和效果,又将证据分为高、中及低级;同时严格按照标准筛选分析文献,确保没有利益冲突。整个编写科学严谨,同时又顾及临床的操作执行,使得该版指导建议特色鲜明,对于我国糖尿病足的防治工作具有重要的参考价值。

作为一直从事糖尿病足临床与科研工作的主治医师,徐俊医生热爱糖尿病足事业,有志于糖尿病足的防治工作。除了完成日常的临床与科研工作外,还经常深入基层,了解基层及边远山区糖尿病足患者的需求及对于足病医务工作者的渴求;此外,他还积极参与足病学组的工作,对于《国际糖尿病足工作组预防和处理糖尿病足问题指导(2015 版)》的翻译,如果没有对于足病事业的热爱、相关的专业知识以及持之以恒的努力,是难以实现的。

作为一名长期从事糖尿病及糖尿病足的临床工作者, 以及中华医学会糖尿病学分会糖尿病足与周围血管病学组组长,我谨在此代表全体学组委员及全国有志于足病工作的医务工作者,感谢国际糖尿病工作组的全体同仁编写这本指导并同意授权翻译,感谢徐俊医生以及为该指导中文版出版做出贡献的相关人员,由于你们的辛勤工作,使得该指导的中文版在我国面世,为我国广大足病工作者提供了一本具有极高参考价值的参考书籍。

四川大学华西医院糖尿病足诊治中心主任 主任医师 教授
中华医学会糖尿病学分会糖尿病足与周围血管病学组组长
中华医学会糖尿病学分会常务委员
2018 年 6 月

中文版前言

随着经济的飞速发展,人类的生存寿命普遍延长。目前肿瘤、心脑血管疾病及糖尿病已经成为影响人们生活质量的主要疾病。在我国,糖尿病的患病人数已经超过1亿,且还有大量糖尿病前期的患者。糖尿病足是糖尿病患者致死、致残的重要慢性并发症之一。糖尿病足的治疗涉及内分泌科、感染科、骨科、创伤科、血管外科、矫形康复科等多个学科,治疗难度大,花费高,给患者、家庭和社会带来了沉重的负担。国际糖尿病足工作组是最早进行糖尿病足管理的国际组织之一,其成员为来自全球各国的糖尿病足方面的专家。随着指南的不断更新,在2015年国际糖尿病足论坛上推出了临床指导。从指南(Guideline)到指导(Guidance),大量吸收了循证医学证据,临床针对性和实用性更强。我国糖尿病足起步相对较晚,糖尿病足患者常常在内科与外科之间徘徊,治疗缺乏规范性。本指导值得在临床上推广,以使临床治疗标准化、规范化。

我亲自参加了2015年国际糖尿病足论坛,见证了指导的现场发布,并于当年在国际糖尿病足工作组委员、我国著名糖尿病足专家许樟荣教授的指导下,与中山大学第二附属医院杨川教授一起,将五项指导的推荐要点在《中国医学论坛报》上发表,并将糖尿病足感染指导的推荐要点及其解读发表在《中华糖尿病杂志》上。我认为,将全部的指导介绍给全国的医生很有必要。随即,我和国际糖尿病足工作组主席 Kristien Van Acker 教授联系,获得了热情的支持,在 Jaap Van Netten 教授的协助下,顺利获得了中文版授权。非常感谢 IWGDF 指导编委会主席 Nicolaas Schaper 教授为中文版指导撰写前言,也感谢 IWGDF 指导的全体作者的辛勤工作。

本指导的翻译过程是在天津医科大学代谢病医院糖尿病足科王鹏华主任医师的悉心指导下完成的。衷心感谢中国人民广播电台曹波编辑对全书文字的润色，一并感谢天津科技翻译出版有限公司许译丹编辑及其同事的辛勤工作，最终使得本临床指导得以面向广大读者。由于个人能力有限，难免存在一定的不足，希望大家批评指正。

2018 年 8 月

前　言

　　预计到 2035 年全球糖尿病患者人数将达到 6 亿,而其中近八成的患者将分布在众多的发展中国家。糖尿病的足部问题,如足部溃疡和急性夏柯神经关节病变,是患者痛苦和社会花费的源泉。糖尿病足不仅是患者本人的悲剧,同时也影响着整个家庭,并给卫生系统和社会带来沉重的经济负担。

　　有效地预防和处理糖尿病足需要多学科联合,以应对其复杂的病理学和病理生理学。在糖尿病足团队中,同样需要将多个不同学科整合,方能发挥其最大作用。基于这种情况,探索出以证据为基础、国际通用的糖尿病足指导,以汇聚共识、恰当处理,有望让广大医学工作者事半功倍。国际糖尿病足工作组(IWGDF)从 1999 年起就已开始发布此项指导,全球不同学科的专家参与其中。我们推荐各个国家将这项指导作为自己制订指南的基础,以提高糖尿病足的处理能力,并减少因足部问题而导致的悲剧。

　　千里之行始于足下, 要建立起适合本地情况的糖尿病足指南,翻译IWGDF 的指导文件是迈向成功的第一步。我们非常高兴地看到本指导被翻译成中文,并对译者付出的辛勤劳动给予亲切的慰问,这是改善我们患者生存质量至关重要的一步。

　　衷心祝福所有从事糖尿病足工作的中国同道, 也衷心希望本指导能尽其所能地为他们提供帮助。

IWGDF 指导编委会主席

Nicolaas Schaper 教授　MD,PhD

目 录

第一章　2015 IWGDF 糖尿病足预防与处理指导:基于证据、不断发展的全球共识

K. Bakker[1], J. Apelqvist[2], B. A. Lipsky[3], J. J. Van Netten[4], N. C. Schaper[5]; on behalf of the International Working Group on the Diabetic Foot(IWGDF)

关键词

糖尿病足,足溃疡,指导方针,IWGDF,实施

概述

糖尿病足患者通常不仅饱受病痛折磨，而且还背负着沉重的社会经济负担。本指导以循证为基础,参阅国际上相关的糖尿病足指南,并衡量健康支出性价比，为患者提供了治疗所应关注的焦点以及如何正确的选择治疗方法。

国际糖尿病足工作组(IWGDF)从 1999 年起发布并不断更新国际实践指南。2015 年的更新基于文献的系统评价,相关推荐基于推荐评估和评价系统(GRADE)。基于此,我们把"实践指南"改为"指导"。

Institutions
[1] IWGDF, Heemsteedse Dreef 90, 2102 KN, Heemstede, the Netherlands
[2] Department of Endocrinology, University Hospital of Malmö, Sweden
[3] Geneva University Hospitals and Faculty of Medicine, Geneva, Switzerland, and University of Oxford, Oxford, UK
[4] Department of Surgery, Ziekenhuisgroep Twente, Almelo and Hengelo, the Netherlands
[5] Div. Endocrinology, MUMC+, CARIM and CAPHRI Institutes, Maastricht, the Netherlands

Address of correspondece
K. Bakker, MD PhD, Heemsteedse Dreef 90
2102 KN, Heemstede, The Netherlands.
E-mail: karel.bakker@hetnet.nl

2015 IWGDF 指导概括了糖尿病足的预防和处置。本指导包括 5 个文件,分别由 5 个国际专家工作组编写。这 5 项指导包括:预防,足部鞋袜和减压,周围动脉疾病,感染,创面愈合。基于这 5 个指导,IWGDF 编委会制订了糖尿病足日常处置指导。

这项指导方案经过了 IWGDF 全体成员的审阅,是一项基于循证的、关于糖尿病足的预防和处置的全球共识。

我们相信,遵循 2015 IWGDF 指导的推荐,一定会改善糖尿病足的诊疗,并最终在世界范围内降低糖尿病足所带来的悲剧。

引言

预计到 2035 年, 全球糖尿病的患病人数将达到 6 亿,80% 的糖尿病患者生活在发展中国家[1]。足部问题严重,社会花费大[2]。由于各地区经济条件有差异,不同地区的患者穿着的足部鞋袜不尽相同,所接受的足部治疗也水平不一,导致糖尿病足的发病率和严重性存在差异。足部溃疡相当普遍,在发达国家每年的患病率在 2%~4%[1] 之间,在发展中国家的患病率更高。

发展为糖尿病足部溃疡的最重要诱因是,周围感觉神经病变、运动神经病变导致的足部畸形、小的足部创伤和周围动脉疾病。一旦皮肤出现溃疡,就容易形成感染,需要紧急处理。只有 2/3 的足部溃疡有望最终愈合[3,4],28% 的溃疡最终将导致不同形式的下肢截肢[5]。每年超过 1 百万名患者由于糖尿病足而截肢。换言之,在世界上每 20 秒就会有一位糖尿病患者失去下肢[2]。

糖尿病足不仅仅是糖尿病患者个人的悲剧, 也给患者的家庭和社会医疗系统带来了巨大的经济负担。在低收入国家,复杂的糖尿病足部溃疡的治疗费用相当于其年收入的 5.7 倍,高昂的费用摧毁了这些患者和他们的家庭[6]。本指导以循证为基础,参阅国际上相关的糖尿病足指南,并衡量健康支出性价比,为患者提供了治疗所应关注的焦点以及恰当的治疗[7,8]。

国际糖尿病足工作组

国际糖尿病足工作组(IWGDF,www.iwgdf.org)成立于 1996 年,由糖尿病及糖尿病足相关的各个学科专家组成。IWGDF 的目标是预防,或者至少减少糖尿病足带来的不良后果,因此应不断地发展和更新糖尿病足方面的文件。在 1999 年,IWGDF 发表了第一版《糖尿病足国际共识》和《糖尿病足预防和处理的实践指南》。这一指南被翻译成 26 种语言,在全球发行超过 10 万册,截至目前已经更新了 4 次[9-12]。

从实践指南到指导

实践指南从诞生到后期的更新都遵循这样的流程：所有的文章由本领域的专家委员会根据文献的系统评价编写(开始于 2007 年)。然后文件由 IWGDF 委员会的委员审阅并修改,并交由全世界的 IWGDF 的代表评价,达成一致后形成文件。最后,IWGDF 将其发布到世界 100 多个国家,以便于指南的实施。

然而,这些实践指南并非仅仅以高质量的证据为基础。发展这样的糖尿病足指南,并应用于全世界各个学科还有很长的距离。许多领域尚缺乏强有力的证据。医疗资源和糖尿病足专家的地区分布不均。也由于健康系统的不同性价比方案而有差异,专家的观点相互之间也有争论。

2015 年的更新,我们在方法学上做了进一步调整。除了提供每个问题的系统评价,我们还使用 GRADE 系统,根据可用的证据和专家的观点给予日常实践中的推荐。这些推荐根据各国的实际情况进行调整。基于此,我们把实践指南的名称改为指导,并推荐本指导作为各国具体的指南制订的基础。

2015 更新

2015 年指导,由 IWGDF 的 5 个国际专家工作组对以下问题提出指导

- 糖尿病足高危患者足溃疡的预防[13]。
- 足部鞋袜和减压来预防糖尿病足溃疡并促进愈合[14]。
- 糖尿病足患者伴有周围动脉疾病的诊断、进展及处理[15]。
- 糖尿病足感染的诊断和处理[16]。
- 促进糖尿病足慢性溃疡愈合[17]。

IWGDF 编辑委员会基于这 5 个文件,推出"日常实践的总结指导",涵盖了糖尿病足预防和处理的主要部分[18]。我们建议有兴趣的医生阅读每个问题的所有指导,包括推荐点及其后面详细的证据讨论。这些"总结指导"一起免费发布于 *Diabetes / Metabolism Research and Reviews* 杂志上[3–17,19–25]。

设计本指导的方法

5 个工作组使用同样的方法来制订指导文件。首先,他们基于现有的文献形成统一的系统评价。文献仅仅包括对照研究,一些文章来自于工作组成员,但是都严格按照标准筛选,确保没有利益冲突。所有研究的设计和偏倚风险均使用苏格兰学院组网络（SIGN）进行评估(http://www.sign, ac.uk/pdf/study desing.pdf)。评分表来自于 Cochrane 中心（www.cochrane. nl）。周围动脉疾病指导的诊断方面,方法学质量评估使用了诊断试验方法精确性评估(QUADAS),周围动脉疾病指导进展的评估使用了进展评估研究(QUIPS)。研究的证据被总结在证据表中。

基于系统评价,工作组专家根据推荐评估和评价系统(GRADE)形成指导的推荐意见[28]。GRADE 系统允许专家提供推荐的强度和证据的级别。这样有利于日常的临床实践。基于治疗证据并权衡患者的获益和风险,我

们将推荐点分为强推荐和弱推荐。同时根据研究的风险偏倚和效果，专家又把证据分为高级、中级和低级。系统评价中许多旧的文献缺乏数据，不能精确评价。在每个推荐点后面，都做了详细的解释。

共识

IWGDF 编辑委员会成员同意由工作组编辑系统评价和指导文件。之后编辑委员会把指导文件请 IWGDF 全体代表审阅，再由各工作组的主席进行修改。最后，以五个指导文件为基础，由 IWGDF 编辑委员会形成《日常实践总结指导》。一个以循证为基础的全球共识文件由此诞生。

2015 年 5 月 19 日，海牙举行的第七届国际糖尿病足论坛会发布了本指导。所有参会代表都获邀参与了 IWGDF 指导文件的讨论。这一指导文件在全球糖尿病足日常临床治疗中被采用，且作用至关重要。

未来的方向

未来，我们还将继续实施和评估 IWGDF 糖尿病足预防和处置指导。随着糖尿病的流行，越来越多的方法被用于糖尿病患者的治疗，涵盖了各种年龄层次、不同国家地区以及不同的经济社会状态的患者。糖尿病足的预防和处置的证据在增加，但是如何使用这些数据，并在不同国家、不同文化、不同的健康体系中得到最佳的结果，还是一项巨大的挑战。IWGDF 期待随着全球对糖尿病足认识的不断深入，加速全球指导向当地指南的转化，从而改善全球的糖尿病足治疗。尽管使用这些指导带来的糖尿病足结果改善的证据有限，但我们坚信：《2015 IWGDF 指导》的推荐一定会促进糖尿病足处置的改善，并减少全世界由足部问题所带来的悲剧。

致谢

　　我们由衷感谢工作组的作者和成员，感谢他们不知疲倦地投入大量的时间，专业而又充满激情的合作。我们也真诚感谢项目发起者提供慷慨的、不设门槛的教育资助，使得这项指导的形成成为可能。

利益冲突

　　所有的作者均声称没有利益冲突。

　　IWGDF指导由工作组中独立的专家完成。这些文件的撰写不受任何商业、政治、学术和其他利益团体的影响。

参考文献

1.　International Diabetes Federation. IDF Diabetes Atlas. Sixth edition ed.; 2013.

2.　Boulton AJ, Vileikyte L, Ragnarson-Tennvall G, Apelqvist J. The global burden of diabetic foot disease. Lancet 2005 Nov 12;366(9498):1719–1724.

3.　Jeffcoate WJ, Chipchase SY, Ince P, Game FL. Assessing the outcome of the management of diabetic foot ulcers using ulcer-related and person-related measures. Diabetes Care 2006 Aug;29(8):1784–1787.

4.　Prompers L, Schaper N, Apelqvist J, Edmonds M, Jude E, Mauricio D, et al. Prediction of outcome in individuals with diabetic foot ulcers: focus on the differences between individuals with and without peripheral arterial disease. The EURODIALE Study. Diabetologia 2008 May;51(5):747–755.

5.　Armstrong DG, Lavery LA, Harkless LB. Validation of a diabetic wound classification system. The contribution of depth, infection, and ischemia to risk of amputation. Diabetes Care 1998 May;21(5):855–859.

6.　Cavanagh P, Attinger C, Abbas Z, Bal A, Rojas N, Xu ZR. Cost of treating diabetic foot ulcers in five different countries. Diabetes Metab Res Rev 2012 Feb;28 Suppl 1: 107–111.

7.　Clinical Guidelines Task Force. Guide for Guidelines; A guide for clinical guideline development. Brussels: International Diabetes Federation; 2003.

8. van Houtum WH. Barriers to the delivery of diabetic foot care. Lancet 2005 Nov 12; 366(9498):1678–1679.

9. Apelqvist J, Bakker K, van Houtum WH, Schaper NC, International Working Group on the Diabetic Foot (IWGDF) Editorial Board. The development of global consensus guidelines on the management of the diabetic foot. Diabetes Metab Res Rev 2008 May–Jun;24 Suppl 1:S116–8.

10. Apelqvist J, Bakker K, van Houtum WH, Schaper NC, International Working Group on the Diabetic Foot (IWGDF) Editorial Board. Practical guidelines on the management and prevention of the diabetic foot: based upon the International Consensus on the Diabetic Foot (2007) Prepared by the International Working Group on the Diabetic Foot. Diabetes Metab Res Rev 2008 May–Jun;24 Suppl 1:S181–7.

11. Bakker K, Schaper NC, International Working Group on Diabetic Foot Editorial Board. The development of global consensus guidelines on the management and prevention of the diabetic foot 2011. Diabetes Metab Res Rev 2012 Feb;28 Suppl 1: 116–118.

12. Bakker K, Apelqvist J, Schaper NC, International Working Group on Diabetic Foot Editorial Board. Practical guidelines on the management and prevention of the diabetic foot 2011. Diabetes Metab Res Rev 2012 Feb;28 Suppl 1:225–231.

13. Bus SA, Van Netten JJ, Lavery LA, Monteiro-Soares M, Rasmussen A, Jubiz Y, et al. IWGDF Guidance on the prevention of foot ulcers in at-risk patients with diabetes. Diabetes Metab Res.Rev. 2015;in press.

14. Bus SA, Armstrong DG, Van Deursen RW, Lewis J, Caravaggi CF, Cavanagh PR. I-WGDF Guidance on footwear and offloading interventions to prevent and heal foot ulcers in patients with diabetes. Diabetes Metab.Res.Rev. 2015;in press.

15. Hinchliffe RJ, Brownrigg JR, Apelqvist J, Boyko EJ, Fitridge R, Mills JL, et al. I-WGDF Guidance on the Diagnosis, Prognosis and Management of Peripheral Artery Disease in Patients with Foot Ulcers in Diabetes?. Diabetes Metab Res Rev 2015;in press.

16. Lipsky BA, Aragón-Sánchez J, Diggle M, Embil J, Kono S, Lavery LA, et al. IWGDF Guidance on the Diagnosis and Management of Foot Infections in Persons with Diabetes. Diabetes Metab.Res.Rev. 2015;in press.

17. Game FL, Apelqvist J, A,C., Hartemann A, Hinchliffe RJ, L?ndahl M, et al. IWGDF guidance on use of interventions to enhance the healing of chronic ulcers of the foot in diabetes. Diabetes Metab.Res.Rev. 2015;in press.

18. Schaper NC, Van Netten JJ, Apelqvist J, Lipsky BA, Bakker K. Prevention and Man-

agement of Foot Problems in Diabetes: A Summary Guidance for Daily Practice Based on the 2015 IWGDF Guidance Documents. Diabetes Metab.Res.Rev. 2015;in press.

19. Van Netten JJ, Price PE, Lavery LA, Monteiro-Soares M, Rasmussen A, Jubiz Y, et al. Prevention of foot ulcers in the at‑risk patient with diabetes: a systematic review. Diabetes Metab.Res.Rev. 2015;in press.

20. Brownrigg JR, Hinchliffe RJ, Apelqvist J, Boyko EJ, Fitridge R, Mills JL, et al. Effectiveness of bedside investigations to diagnose peripheral arterial disease among people with diabetes mellitus: a systematic review. Diabetes Metab.Res.Rev. 2015;in press.

21. Brownrigg JR, Hinchliffe RJ, Apelqvist J, Boyko EJ, Fitridge R, Mills JL, et al. Performance of prognostic markers in the prediction of wound healing and/or amputation among patients with foot ulcers in diabetes: a systematic review. Diabetes Metab.Res. Rev. 2015;in press.

22. Hinchliffe RJ, Brownrigg JR, Andros G, Apelqvist J, Boyko EJ, Fitridge R, et al. Effectiveness of Revascularisation of the Ulcerated Foot in Patients with Diabetes and Peripheral Artery Disease: A Systematic Review. Diabetes Metab.Res.Rev. 2015;in press.

23. Bus SA, Van Deursen RW, Armstrong DG, Lewis J, Caravaggi C, Cavanagh PR, et al. Footwear and offloading interventions to prevent and heal foot ulcers and reduce plantar pressure in patients with diabetes: a systematic review. Diabetes Metab Res. Rev. 2015;in press.

24. Peters EJ, Lipsky BA, Aragon‑Sanchez J, Bakker K, Boyko EJ, Diggle M, et al. Interventions in the management of infection in the foot in diabetes – a systematic review. Diabetes Metab.Res.Rev. 2015;in press.

25. Game F, Apelqvist J, Attinger C, Hartemann A, Hinchliffe RJ, L?ndahl M, et al. Effectiveness of interventions to enhance healing of chronic ulcers of the foot in diabetes: a systematic review. Diabetes Metab.Res.Rev. 2015;in press.

26. Whiting P, Rutjes AW, Reitsma JB, Bossuyt PM, Kleijnen J. The development of QUADAS: a tool for the quality assessment of studies of diagnostic accuracy included in systematic reviews. BMC Med Res Methodol 2003 Nov 10;3:25.

27. Hayden JA, van der Windt DA, Cartwright JL, Cote P, Bombardier C. Assessing bias in studies of prognostic factors. Ann Intern Med 2013 Feb 19;158(4):280–286.

28. Guyatt GH, Oxman AD, Vist GE, Kunz R, Falck-Ytter Y, Alonso-Coello P, et al. GRADE: an emerging consensus on rating quality of evidence and strength of recommendations. BMJ 2008 Apr 26;336(7650):924–926.

第二章　2015 糖尿病足的预防与处理每日实践指导,基于 IWGDF 指导

N. C. Schaper[1], J. J. Van Netten[2], J. Apelqvist[3], B. A. Lipsky[4], K. Bakker[5]; on behalf of the International Working Group on the Diabetic Foot(IWGDF)

关键词

糖尿病足,足溃疡,指南,指导,IWGDF,每日实践,实施

引言

这篇"日常实践总结"基于 IWGDF 的 5 项指导而完成,概括了糖尿病足问题的预防和处理,指导如下

- 糖尿病足高危患者足溃疡的预防[1]。
- 足部鞋袜和减压预防糖尿病足溃疡并促进足部愈合[2]。
- 糖尿病足患者伴有周围动脉疾病的诊断、进展及处理[3]。
- 糖尿病足感染的诊断与处理[4]。
- 促进糖尿病足慢性溃疡愈合[5]。

Institutions
[1] Div. Endocrinology, MUMC+, CARIM and CAPHRI Institutes, Maastricht, the Netherlands
[2] Department of Surgery, Ziekenhuisgroep Twente, Almelo and Hengelo, the Netherlands
[3] Department of Endocrinology, University Hospital of Malmö, Sweden
[4] Geneva University Hospitals and Faculty of Medicine, Geneva, Switzerland, and University of Oxford, Oxford, UK
[5] IWGDF, Heemsteedse Dreef 90, 2102 KN, Heemstede, the Netherlands

Address of correspondece
Jaap J. van Netten, PhD Department of surgery, Ziekenhuisgroep Twente Almelo and Hengelo, the Netherlands E-mail: jaapvannetten@gmail.com

作者作为 IWGDF 编辑委员会的成员,归纳了众多专家的观点,故这篇总结不含证据推荐。总结主要面向世界各地的医务人员,但可以根据当地情况进行调整和修改。关于更多足部处理的细节,作者推荐去阅读以上五项的专项指导[1-5]。

糖尿病足

糖尿病足是糖尿病最严重的并发症之一。糖尿病足花费较大,给患者和社会都带来巨大的经济负担。本指导将包括糖尿病足预防、患者及相关人员教育、多学科处理和密切监测足部。

病理生理学

虽然世界各地糖尿病足的发病率不同, 但是大部分患者形成溃疡的方式是相似的。出现糖尿病足的患者,同时有两个或更多的危险因素,并伴有周围神经病变。周围神经病变会导致足部感觉异常, 有时会形成畸形,导致走路方式异常。伴有周围神经病变的患者,一个小小的创伤(或不合适的鞋袜、赤足行走或急性损伤)就可以导致出现足溃疡。这是由于感觉缺失、足部畸形、关节活动受限导致足部受到不正常的生物力学压力。这些部位压力升高,就会形成胼胝体。当压力进一步升高,就会导致皮下出血和最终形成溃疡。无论病因为何, 足部没有感觉的患者一旦持续走路,必定不利于创面的愈合(见图 2.1)。

图 2.1　由于重复性压力,形成溃疡

周围动脉疾病(PAD)通常由动脉粥样硬化引起。50%的糖尿病足溃疡患者患有 PAD。PAD 是影响创面愈合和下肢截肢(趾)的重要危险因素。仅有很少一部分表现为小的创伤后足部疼痛的溃疡是由缺血引起,大部分足溃疡都是神经缺血性溃疡。由于神经病变的存在,尽管有严重的缺血,但这些患者足部可能没有疼痛的症状。糖尿病微血管病变不是形成溃疡或溃疡愈合不良的主要原因。

糖尿病足的预防

以下 5 项是糖尿病足预防的重要部分
- 高危足的识别。
- 定期检查足部。
- 对患者、家属及医务人员进行教育。
- 穿着合适的鞋袜。
- 溃疡前病变的处理。

1.高危足的识别

糖尿病患者足溃疡高危因素识别的方法是每年检查一次双足,主要检查周围神经病变和周围动脉病变的症状和体征。如果糖尿病患者有周围神经病变,需筛查:下肢溃疡病史、下肢截趾(肢)病史、足部畸形、足溃疡前病变、足部卫生是否较差及足部鞋袜是否合适。

根据危险分级,对患者进行足部的检查。这些危险分级可以指导后面的预防管理。糖尿病足危险分级见表 2.1,糖尿病足的高危部位见图2.2。

表2.1 IWGDF 危险分级筛查频率

分级	特点	检查频率
0	没有周围神经病变	1 年 1 次
1	有周围神经病变	每 6 个月 1 次
2	周围神经病变伴有周围血管病变和(或)足部畸形	每 3~6 个月 1 次
3	周围神经病变,以及足部溃疡史或截肢(趾)史	每 1~3 个月 1 次

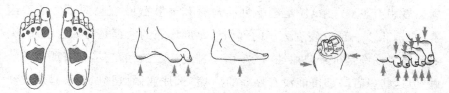

图 2.2　足部容易发生溃疡的部位

2. 常规足部检查

每位糖尿病患者一年至少检查一次足部,以发现足溃疡的高危因素。患者发现有高危因素后,检查应该更频繁,详见患者足部的危险分级(表2.1)。

没有足部症状的糖尿病患者不能排除足部病变,他们可能有非典型的神经病变、周围动脉疾病及足溃疡前的体征,甚至有溃疡存在。医生应该让患者躺下或站立再检查双足,同时不能遗漏患者的袜子和鞋。足部检查至少包括以下部分。

病史和足部检查

- 病史:既往溃疡史、既往截肢(趾)史、终末期肾病、足部预防教育、社会背景、是否存在不及时就医、赤足行走的情况。
- 血管状态:间歇性跛行病史、静息性疼痛、足部动脉的搏动。
- 皮肤:胼胝、颜色、温度、水肿。
- 骨/关节:畸形(爪型足,槌头样足)或足部突出,关节活动受限。
- 足部鞋袜:在室内和室外都要评估。

神经病变的患者需要以下评估

- 症状、如下肢的刺痛感或者疼痛,尤其在夜间。
- 压力觉:Semmes-Weinstein 单丝(见附录:定义与标准)。
- 振动觉:128Hz 音叉(见附录:定义与标准)。
- 分辨觉:针刺(在足背上,皮肤无感知)。
- 触觉:棉花(在足背),或者用手指尖轻触患者的足趾尖 1~2 秒。
- 反射:跟腱反射。

3. 患者、家属及医务人员的教育

有层次、有组织、多次的教育是糖尿病足预防的重要部分。教育的目的是丰富患者足部护理的知识,增加其保护意识和自我保护的行为。糖尿病患者应该学会如何识别足部潜在的问题,意识到遇到问题如何解决。教育者应当向患者传授如何正确剪趾甲等技术,并多次向糖尿病患者提供教育。评估糖尿病患者及家属对知识的掌握程度非常重要,这有利于提高患者的依从性及实际技能。

高危糖尿病足患者教育的内容如下

- 确定患者是否能每天检查足部。如果不能,需要请家人帮助。视力不好的患者不能充分检查足部。
- 每天检查足部,包括足趾间。
- 如果足部温度显著升高,或者出现水疱、切伤、划伤或者溃疡,及时通知医务人员。
- 无论室内还是外出,避免赤足,仅穿袜子或者仅穿薄的拖鞋走路。
- 不要穿太紧的、边缘粗糙及内有接缝的鞋。
- 在穿鞋之前,要检查鞋的内部。
- 不要穿有接缝的袜子,不要穿太紧的袜子,不要穿超过膝关节的袜子,每天要更换袜子。
- 每天洗脚(水温最好低于 37℃),洗完擦干双足,特别是足趾之间。
- 不要用任何一种热水袋去捂脚。
- 不要用化学制剂去清除鸡眼和胼胝,要请专业人员处理。
- 用润肤剂去润滑足部干燥的皮肤,但是不要涂于足趾之间。
- 平直的剪趾甲(见图 2.3)。
- 定期请专业人员检查双足。

图 2.3　如何剪趾甲

4. 穿合适的鞋袜

不合适的鞋袜和没有感觉的赤足行走是导致足溃疡的重要原因。应该鼓励保护性感觉缺失的患者无论室内还是室外都要穿着合适的鞋袜。所有的鞋袜都要适应改变的足部生物力学及畸形,以减少对足部的影响。没有周围神经病变的患者(IWGDF 分级 0 级),可以穿着现成的鞋,只要合适就可以。有神经病变的患者(IWGDF 分级 1 级)选鞋时必须要特别注意;当同时有足部畸形(IWGDF 分级 2 级)或者既往有溃疡史或者截趾史(IWGDF 分级 3 级),必须根据足部的特点选择合适的鞋。

鞋不能太松也不能太紧(图 2.4)。鞋的内部应该比脚长 1~2cm,鞋内部的宽度应该等于足跖趾关节的宽度(或者足的最宽处),高度应该为所有的足趾提供足够的空间。评估鞋的舒适程度应该在下午让患者站立来进行。建议有足部畸形或有足部充血、胼胝、溃疡的患者,应进一步选择特殊的鞋袜,包括鞋垫或足趾矫形器。如果有可能,建议患者穿定制的鞋以预防足底溃疡的复发。

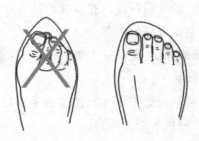

图 2.4　鞋内的宽度

5. 溃疡前病变的处理

糖尿病患者溃疡前病变的处理包括:去除大量的胼胝,保护水泡,必要时引流,修剪内生的趾甲,如果有真菌感染给予抗真菌治疗。这些治疗要维持到溃疡前病变消失为止,而且应该由有经验的足病专家来处理。如果条件允许,尽量使用非外科方法处理足部畸形(比如矫形器)。

足部溃疡

医务人员应该按照统一的标准方法评价足部创面,同时进一步进行治疗。必须包含以下项目。

类型

通过病史和临床查体,溃疡可以分为神经性、神经缺血性、或单纯的缺血性溃疡。PAD 的评价要综合考虑相关病史和足部动脉搏动。如果条件允许,可以使用多普勒仪测量踝肱指数(ABI),检查患者的动脉脉搏波形。如果 ABI 在 0.9~1.3 之间,同时有三项波形,基本可以排除 PAD。同样,TBI>0.75 也可排除 PAD。要注意的是,由于动脉钙化、踝部压力,ABI会假性升高。此时可以测定患者足趾压力或者经皮氧分压($TcPO_2$)。此外,没有任何特殊的 PAD 症状和体征,可以用来预测溃疡的愈合。

原因

不适当的鞋袜和缺乏保护性感觉的赤足行走是发生溃疡的最常见原因,即使患者仅仅是缺血性溃疡。所以,要详细检查所有患者的鞋袜并询问其穿鞋的习惯和方法。

部位和深度

神经性溃疡常常位于足底表面、足的骨性凸起部位,而缺血性或者神经缺血性溃疡常位于足趾尖或者足的外侧。

溃疡的深度很难确定,其上覆盖有胼胝或坏死组织时尤为困难。对于神经性溃疡,应先进行充分清创,去除胼胝和坏死组织后再评估深度。神经性溃疡的清创通常不需要进行局部麻醉。没有任何感觉缺失的神经性溃疡,通常可以进行清创。

感染的体征

糖尿病足患者感染严重时会危及下肢,必须及时进行评估和治疗。由于所有的开放创面都有定值菌,确定感染至少需要两项炎症的症状和体征(红、肿、热、痛或触痛)或者有脓液流出。遗憾的是,由于患者有神经病变或下肢缺血,常缺乏全身的症状(如发热,白细胞计数升高)。感染应该分为轻度(表浅的蜂窝织炎),中度(范围更深更广)及重度(伴有全身败血症的体征)。

如果处理不及时,感染会持续向下蔓延,直至深入骨(骨髓炎)。如果患者存在一个较深的创面,且创面位于骨质的上面,无菌探针可以探及骨质,则要考虑存在骨髓炎的可能。除了临床评估,大部分患者还需要足部X线平片以筛查骨髓炎。必要时考虑进行MRI。

创面需要提取组织做细菌培养(使用革兰染色推片)。避免使用表浅的棉拭子标本。轻度感染(表浅并且局限)通常可能是需氧革兰阳性球菌,如金黄色葡萄球菌。慢性的和严重的感染常常是多种菌感染,包括需氧革兰阴性杆菌、革兰阳性球菌和厌氧菌。

溃疡的处理

指导提供的溃疡处理原则(详细见后)足以应对大部分发生溃疡的情况。但如果创面经常有创伤,没有充分改善缺血和感染,创面则无法愈合。如果患者有深部的足溃疡,需要增强处理,通常需要住院治疗,但必须考虑其社会背景及当地的医疗资源。

足溃疡处理的原则

减压及溃疡的保护

本原则是治疗由于生物力学升高导致的溃疡的处理基石

● 给神经性足底溃疡佩戴不可移动的膝上减压装置,TCC或不可拆卸的助行器均可。

- 如果禁忌使用 TCC 或不可拆卸的助行器,则应使用可拆卸的装置。
- 如果以上都是禁忌,应选择合适的鞋袜去减压。
- 对于非足底溃疡,应对鞋进行调整或者提供临时定制的鞋、分趾器及矫形器来进行减压治疗。
- 如果条件都不具备, 可以考虑使用折叠的泡沫以及合适的鞋袜进行减压。
- 告知患者少站立及行走,必要时用拐杖行走。

恢复皮肤灌注

- 患者踝压<50mmHg (1mmHg=133.28Pa)或者 ABI<0.5,考虑立即进行血管成像,如果条件允许可进行血管再通。患者趾压<30mmHg 或 $TcPO_2$<25mmHg,同样应该考虑血管再通。
- 患者在进行最佳治疗 6 周后,如果仍没有溃疡愈合的迹象,无论上述结果如何,都应考虑血管再通。
- 如果考虑大截肢(踝以上截肢),首先要进行血管再通。
- 血管再通的目的是恢复一条足部动脉,最好是足部创面的供血动脉。
- 选择血管再通技术取决于两个方面,一方面是患者因素(如 PAD 的血管形态,可用自体静脉,患者的并发症),另一方面取决专家的经验。
- 药物治疗改善灌注尚未证明可以使患者获益。
- 强调降低心血管风险(戒烟,控制高血压和血脂异常,使用阿司匹林或氯吡格雷)。

感染的处理

表浅的皮肤溃疡感染(轻度感染)
- 去除所有的坏死组织和周围的胼胝。
- 首先针对葡萄球菌和链球菌,给予经验性口服抗生素(除非提示为其他病原菌)。

深度(通常会威胁肢体)感染(中度或重度感染)

- 紧急评估是否需要外科干预,去除坏死组织,包括感染的骨及脓腔引流。
- 评估 PAD,如果考虑紧急处理,需包括血管再通。
- 针对常见的革兰阳性菌、革兰阴性菌及厌氧菌,给予经验性静脉的广谱抗生素。
- 根据临床反应及细菌的药敏结果调整抗生素剂量。

代谢及并发症的处理

- 血糖控制达标,必要时使用胰岛素。
- 如果存在水肿和营养不良,应及时处理。

创面局部处理

- 经常观察创面。
- 清创,必要时重复进行。
- 选择适当的敷料控制创面过多渗出,同时维持创面湿润的环境。
- 对术后的创面,可以使用负压吸引促进愈合。
- 若创面愈合差,可以使用高压氧进行促愈治疗。

以下不是常规处理创面所用的方法

- 生物活性产品(如胶原,生长因子,生物工程组织)用于神经性溃疡。
- 银或者其他的抗微生物制剂,包括敷料。

注释:不要进行足浴,会导致足部皮肤浸渍。

患者及家属的教育

- 指导患者(家属及陪护)能够自我评价,识别并及时报告新的症状及体征或感染加重的情况(如发热,创面局部有改变,血糖大幅增高）。

- 在卧床休息期间,指导患者如何预防对侧足出现溃疡。

复发的预防

- 当溃疡愈合以后,为患者提供一套完整的足部护理方案,包括长期
  足部观察、专业足部处理、恰当的鞋袜及教育。
- 不能再穿引起足溃疡的鞋。

团队组织

成功地预防和处理足部并发症要依赖于有组织的团队。足溃疡被认
为是由多学科成分组成的,需要把涉及的各个学科加以整合、综合地进行
治疗。这需要系统的教育、筛查、危险因素控制、治疗和审查。

局部资源和人员的变化会影响具体细节,但理想的足部护理计划,以
下内容必不可少

- 对糖尿病患者及其陪护进行教育, 对医院医生及初级医疗保健人
  员进行教育。
- 所有的糖尿病患者每年需进行一次危险因素筛查, 对高危患者要
  系统地检查。
- 降低发生足溃疡风险的方法,如足部护理及适当的鞋袜。
- 及时有效地处理任何足部的并发症。
- 审查所有治疗足病的方法,确保当地的治疗符合标准。
- 整个组织结构要满足慢性创面处理需要,而不仅限于简单、急性的
  创面处理。

所有国家足部管理至少要有三个层级

● 第一层级:全科医生,足病师,糖尿病护士。

● 第二层级:为足病中心,由来自多个专业的专家组成,包括:糖尿病专家,外科医生(普外科,矫形外科,足外科),血管外科医生,血管介入治疗专家,足病师和糖尿病护士,矫形师,康复师及治疗鞋制作人员。

● 第三层级:在第二层级的基础上将多个足病中心整合起来。

多项研究显示,建立多学科的糖尿病足团队可以减少糖尿病下肢的截肢。如果一次不能建立一个完整的团队,可以引进不同专业的专家,逐渐完善。团队内必须密切合作,工作包括初级处理和二级处理,并可以随时对患者进行咨询。

足部感觉的筛查

神经病变可以用 10g(5.07 Semmes–Weinstein)单丝,128Hz 音叉,和(或)棉签进行检查。

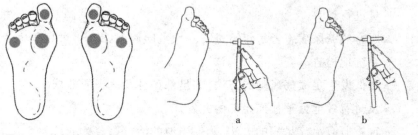

图 2.5 单丝检查的部位   图 2.6 单丝的使用

5.07 Semmes–Weinstein 单丝(图 2.5 和图 2.6)

● 感觉检查应该在一个安静放松的环境进行。首先把单丝放在患者的手上(或者肘部或者前额),以便于患者感知压力的程度。

● 确保患者不能看到单丝接触足部或者接触足部的部位。接触的双

20

足的部位见图 2.5。

● 把单丝垂直放在足部的皮肤表面(图 2.6-a)。

● 使用充足的力量使单丝变弯(图 2.6-b)。

● 单丝从接触皮肤到离开皮肤,需要持续 2 秒。

● 单丝不能放置在溃疡、胼胝、痂皮及坏死的部位,要放在其周围。

● 不要让单丝在皮肤上滑行,也不要重复接触皮肤。

● 把单丝在皮肤上加压后,询问患者是否感到有压力(是或否),再询
   问压力所在的部位(左足或右足)。

● 同一部位重复两次, 有一次不接触皮肤, 同样问患者是否感到压
   力,及压力所在部位。

● 3 个接触点,患者答对 2 个点以上即存在保护性感觉,若答错 2 个
   点以上,即缺乏保护性感觉,应认为有发生溃疡的危险因素。

● 鼓励患者在试验中积极反馈。

● 如果单丝使用时间过长,要考虑压力不足。

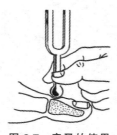

图 2.7　音叉的使用

音叉(图 2.7)

● 感觉检查应该在一个安静放松的环境进行。首先把音叉放在患者
   的腕部(或者肘部或者锁骨),以便患者感知振动的程度。

● 确保患者不能看见音叉是否接触足部或者接触足部的哪个部位,
音叉应该被放在足背第 1 趾末端趾骨部位。

● 音叉振动后应该垂直放下(图 2.7)。

● 同一部位重复两次,一次音叉不振动,但同样问是否感到振动及振

动的部位。

- 3 次振动,患者 2 次回答正确,则音叉试验为阳性,2 次不对则音叉
  试验为阴性,提示有发生足溃疡的风险。
- 如果患者不能在第 1 趾感知振动,则可以在更近的部位检测,如踝
  部及胫骨粗隆。
- 鼓励患者在试验中积极反馈。

表 2.1　临床简易足部筛查表

足溃疡	
足溃疡表现	是/否
足溃疡的危险因素	
神经病变	
单丝检测不到	是/否
音叉检测不到	是/否
棉花检测不到	是/否
足部动脉	
胫后动脉消失	是/否
足背动脉消失	是/否
其他	
足部畸形或骨性凸起	是/否
关节活动丧失	是/否
不正常的压力,如胼胝	是/否
足部颜色改变	是/否
足部卫生差	是/否
不合适的鞋袜	是/否
既往有溃疡	是/否
截肢(趾)	是/否

如果存在上述一项,则认为该足患病风险高。

参考文献

1. Bus SA, Van Netten JJ, Lavery LA, Monteiro-Soares M, Rasmussen A, Jubiz Y, et al. IWGDF Guidance on the prevention of foot ulcers in at-risk patients with diabetes. Diabetes Metab. Res. Rev. 2015;in press.

2. Bus SA, Armstrong DG, Van Deursen RW, Lewis J, Caravaggi CF, Cavanagh PR. IWGDF Guidance on footwear and offloading interventions to prevent and heal foot ulcers in patients with diabetes. Diabetes Metab.Res.Rev. 2015;in press.

3. Hinchliffe RJ, Brownrigg JR, Apelqvist J, Boyko EJ, Fitridge R, Mills JL, et al. IWGDF Guidance on the diagnosis, prognosis and management of peripheral artery disease in patients with foot ulcers in diabetes.Diabetes Metab. Res. Rev. 2015;in press.

4. Lipsky BA, Aragon-Sanchez J, Diggle M, Embil J, Kono S, Lavery LA, et al. IWGDF Guidance on the diagnosis and management of foot infections in persons with diabetes. Diabetes Metab. Res. Rev. 2015;in press.

5. Game FL, Apelqvist J, Attinger C, Hartemann A, Hinchliffe RJ, Londahl M, et al. IWGDF guidance on use of interventions to enhance the healing of chronic ulcers of the foot in diabetes. Diabetes Metab. Res. Rev. 2015;in press.

第三章　IWGDF 关于糖尿病足溃疡高危患者的预防指导

S. A. Bus[1], J. J. van Netten[2], L. A. Lavery[3], M. Monteiro-Soares[4], A. Rasmussen[5], Y. Jubiz[6], P. E. Price[7]; on behalf of the International Working Group on the Diabetic Foot (IWGDF)

推荐点

1. 识别糖尿病患者是否存在形成足溃疡的危险性，每年检查患者足部，确定是否有糖尿病周围神经病变及血管病变的症状和体征(GRADE 推荐:强;证据质量:低)。

2. 对有周围神经病变的糖尿病患者,询问其是否有足溃疡史、下肢截肢史、周围血管病变史、足部畸形、溃疡前病变、足部不洁史、穿不适当的鞋袜。(强;低)

3. 积极处理糖尿病患者足溃疡前期病变,包括:去除胼胝、足部水泡的保护,必要时引流,去除向皮肤内生长及变厚的趾甲,处理足部局部出血,抗真菌感染治疗。(强;低)

Institutions
[1] Department of Rehabilitation Medicine, Academic Medical Center, University of Amsterdam, Amsterdam, the Netherlands.
[2] Diabetic foot clinic, Department of Surgery, Ziekenhuisgroep Twente, Almelo and Hengelo, the Netherlands.
[3] Department of Plastic Surgery, University of Texas Southwestern Medical Center, Dallas, Texas, United States of America.
[4] CIDES / CINTESIS–Health Information and Decision Sciences Department (U753–FCT), Oporto Faculty of Medicine, Oporto, Portugal.
[5] Steno Diabetes Center A/S, Gentofte, Denmark.
[6] Diabetic foot unit. Colombian Diabetes Association, Bogotá, Colombia.
[7] Vice Chancellors' Office, Cardiff University, Wales, United Kingdom.

Address of correspondece
Sicco A. Bus, Academic Medical Center, Department of Rehabilitation Medicine, University of Amsterdam, Amsterdam, the Netherlands. Phone: +31205666905, e–mail: s.a.bus@amc.uva.nl

4.为了保护糖尿病高危足,建议无论在家中还是户外,都不要赤脚走路、仅穿袜子或底部非常薄的拖鞋走路。(强;低)

5.指导糖尿病足高危患者进行下列工作,包括:每天检查脚及鞋的内部,每天洗脚(但要注意清洁或干燥趾缝),避免用尖锐物品或化学物品处理胼胝及鸡眼,润滑干燥皮肤,用恰当的趾甲剪平直的剪趾甲。(弱;低)

6.指导糖尿病足高危患者穿着合适鞋袜以预防首次出现足底、非足底或复发性溃疡。患者若出现足部畸形或溃疡前病变,最好穿治疗鞋、特制鞋垫或脚趾矫形器。(强;低)

7.患者穿着保护鞋袜,具有明显的足底压力缓解作用(穿着足保护鞋大约能够减少 30% 的足底压力),为了预防糖尿病足高危患者足溃疡再发,应鼓励患者穿保护性鞋袜。(强;中)

8.为了预防糖尿病足高危患者首次发生足溃疡,提供必要的改善足部护理的知识和方法很重要,同时建议患者经常与能够进行专业足部护理的机构联系。(弱;低)

9.为了预防高危的糖尿病足患者溃疡复发,需每 1~3 个月进行 1 次综合的足部护理,包括专业的足部护理、穿着适当的鞋袜及教育等。(强;低)

10. 指导糖尿病足高危患者在家中自我监测足部皮肤温度变化以预防第 1 次或再次发生的足溃疡,目的是早期发现足部炎症,并尽早由患者或专业人员消除导致炎症的原因。(弱;中)

11.对糖尿病足高危、锤状趾、其他溃疡前病变或脚趾已有溃疡的患者,应用足趾屈肌腱切断术以预防脚趾溃疡的形成。(弱;低)

12.建议对糖尿病足高危且保守治疗失败并已出现足底溃疡的患者,应用跟腱延长术、关节置换术、单个或多个跖骨头切除术或截骨术以预防足溃疡再发。(弱;低)

13.不建议用神经减压术预防糖尿病足高危患者足溃疡,而应接受标准的足溃疡处理。(弱;低)

引言

糖尿病足溃疡是糖尿病的主要并发症之一,发病率高,死亡率高,花费大[1-3]。每年的发病率估计是 2%左右,但是患者的溃疡成功愈合以后,1年复发率会增加到 30%~40%[4,5]。这些溃疡的预防对于减低患者复发和经济负担有着重要的意义。

危险因素和 IWGDF 定义

不是所有的糖尿病患者都有发生糖尿病足的危险。糖尿病足的主要危险因素包括糖尿病周围神经病变、足部畸形、周围血管病变、足溃疡史、足部分截肢或腿部截肢[1,6,7]。通常,如果糖尿病患者没有这些危险因素,出现糖尿病足的危险性明显降低。该预防指导根据 IWGDF 高危糖尿病足定义来确定诊断,即"糖尿病患者具有下列危险因素中的 1 条或几条,如周围神经病变、足部畸形、周围血管病变、糖尿病足溃疡病史、部分足或腿的截肢史"(表 3.1)。

表 3.1　IWGDF 定义

周围神经病变	糖尿病患者排除其他原因,有周围神经功能障碍的症状和体征
保护性感觉缺失	不能感知轻的压力,比如应用 10g 尼龙单丝无感觉
足部畸形	足部的结构异常,比如槌头样趾,锤状趾,爪样趾,踇外翻,跖骨头突出,神经性骨关节病变,截趾及其他足部外科手术后保留的足部残端
周围动脉疾病	有临床症状和体征,或者用非侵袭性方法判断存在闭塞性动脉粥样硬化性血管病变,导致下肢远端一条或多条血管循环受损
治疗性鞋袜	为糖尿病足患者定制的一些鞋垫、鞋和(或)矫形器

干预

在许多医疗体系发达的国家，溃疡高危患者足部预防的费用可以报销。所以针对高危足患者足部预防的方法包含于本指导中。与没有过溃疡及截肢的患者相比，有过溃疡和截肢的患者被认为是高危患者[1,6]。因此，初次溃疡和复发足溃疡会分别进行讨论。

关于足溃疡预防的干预方法很多，既有临床研究，又有基础研究。这些干预方法包括：自我管理，患者教育，治疗性鞋袜，足部外科或者这些方法联合起来进行足部护理。

本指导将对每种干预分别给予推荐，并且包括解释及推荐的强度和证据级别，这些解释基于文献的系统评价[8]，并充分考虑了利弊关系，患者的价值和依从性及干预的性价比。

在编写临床指南的过程中，推荐是基于推荐分级的评估、制定与评价 (GRADE)系统对证据进行分级[68]。在指南中，一些系统评价中的大量旧数据由于不一致、不直接、不准确，导致我们不能进行计算和评估。所以需要进行证据质量的充分评估。评估证据的质量需包括研究的风险偏倚、效应量、专家意见。证据的级别分为"高""中""低"。推荐的强度分为"强"和"弱"。基于证据的质量、获益与风险的平衡、患者的价值及依从性、费用 (资源的利用)。本指导在每个推荐后面都附有解释。

推荐 ●

糖尿病患者应该筛查足溃疡的危险吗？

1.识别糖尿病患者是否存在形成足溃疡的危险性，应每年检查患者足部，确定是否有糖尿病周围神经病变及血管病变的症状和体征。（强；低）

预防糖尿病患者发生足溃疡,识别发生溃疡的高危因素非常重要。足部查体是达到这个目标的有效途径,对于由神经病变引起的保护性感觉缺失的患者要特别注意筛查。有 PAD 的症状和体征的检查详见 IWGDF 的 PAD 指导[9]。虽然筛查的频率还没有证据,但是我们推荐没有足部溃疡高危因素的患者每年筛查一次。

糖尿病足高危患者应该筛查哪些方面?

2.对有外周神经病变的糖尿病患者,询问是否有足溃疡史、下肢截肢史、周围血管病变史、足部畸形、溃疡前表现、足部不洁史、穿着不适当的鞋袜。(强;低)

识别糖尿病溃疡的高危患者,筛查至关重要。有周围神经病变症状和体征的患者,足部检查应该包括:仔细的询问其足溃疡史或下肢截肢(趾)史,筛查是否有周围动脉疾病和足部畸形[1,7]。还应该筛查以下危险因素:溃疡前病变(比如胼胝,水泡和出血),不适当的穿着鞋袜,足部卫生差(比如不正确的剪趾甲、不洗脚、真菌感染和不洗袜子)[10-12]。尽管证据尚未明确,但我们仍然推荐对以上危险因素进行筛查。

相比没有溃疡高危因素的患者,要提高对有高危因素的患者的筛查频率。常筛查的目的是提早发现导致足溃疡的危险因素,并及时给予合适的预防措施。比如,早期诊断和处理溃疡前病变,可以预防足溃疡的发生,也可以避免因感染而住院。虽然对于高危的糖尿病足溃疡患者的筛查间隔的有效性尚证据不足,但是我们推荐表 3.2 的筛查频率。

表 3.2　IWGDF 危险分级及预防性筛查频率

分级	特点	频率
0	没有周围神经病变	1 年 1 次
1	有周围神经病变	每 6 个月 1 次
2	周围神经病变伴有周围血管病变和(或)足部畸形	每 3~6 个月 1 次
3	周围神经病变伴有足溃疡史或截肢(趾)病史	每 1~3 个月 1 次

处理溃疡前病变,对于预防糖尿病足高危患者发生足溃疡有效吗?

3.积极处理糖尿病患者足溃疡的前期病变,包括去除胼胝、足部水泡的保护,必要时引流,去除向皮肤内生长及变厚的趾甲、处理足部局部出血、抗真菌感染治疗。(强;低)

解 释

足溃疡前病变包括胼胝、水泡或出血,很容易发生溃疡[10,12]。这些病变需要足部专业人员马上处理。处理溃疡前病变对于预防足溃疡发生的直接有效性还没有进行过研究。去除胼胝的直接获益是减低了足底的压力,改善了发生溃疡的危险因素[13,14]。由有经验的足部专业人员处理溃疡前病变获益大于风险,而且花费不高。

高危糖尿病患者在家或者外出行走时应该注意避免哪些方面?

4.为了保护糖尿病高危足,建议无论在家中还是户外,都不要赤足走路、仅穿袜子走路或穿底部非常薄的拖鞋走路。(强;低)

目前还没有关于赤脚走路、仅穿袜子走路及穿底部非常薄的拖鞋走路对于发生足溃疡风险的研究。然而,许多大型前瞻性研究显示,糖尿病高危患者赤足走路时,其足底压力会升高,这是导致足部发生溃疡的独立危险因素[15]。而且,赤脚走路、仅穿着袜子走路及穿底部非常薄的拖鞋走路对于高危糖尿病患者还有其他负面影响,比如,由于患者缺乏保护性感觉,更容易出现烫伤或者外伤。

糖尿病足高危患者基本的自我管理包括哪些方面?

5.指导糖尿病足高危患者进行下列工作:每天检查脚及鞋的内部,每天洗脚(但要注意清洁或趾缝干燥),避免用尖锐物品或化学物品处理胼胝及鸡眼,用润滑剂润滑干燥皮肤,用趾甲剪平直剪趾甲。(弱;低)

虽然糖尿病高危患者的自我干预对于足溃疡的预防还没有有力的证据,但是这些自我管理措施可以识别足部的溃疡前病变及做到足部基本的卫生保健。这可能有助于预防溃疡的发生。

鞋袜能有效预防糖尿病足高危患者非足底前期或复发溃疡吗?

6.指导糖尿病足高危患者穿着合适鞋袜以预防首次出现足底、非足底或复发性溃疡。当出现足部畸形或溃疡前病变,最好穿着治疗鞋、特制鞋垫或脚趾矫形器。(强;低)

一项有高风险偏倚的随机对照研究(RCT)显示,治疗性鞋袜对于预防高危足溃疡的患者有效,但是这些患者大部分没有溃疡史[16]。另一项高风险偏倚的 RCT 研究显示,鞋内放置加压鞋垫,仅仅有预防的趋势,但没有达到统计学意义[17]。第三项低风险偏倚的 RCT 研究显示,足趾硅胶矫形器可以显著降低伴有溃疡前病变及溃疡高危风险患者的踇趾发生溃疡的概率[18]。目前尚未见到专门使用足部鞋袜预防非足底溃疡的对照研究。然而,不适当的鞋袜已经被认为是非足底溃疡的一个重要的原因[11],提示合适的鞋袜可以降低溃疡的发生。穿适当的鞋袜,要松紧合适。鞋的内部要比脚长 1~2cm。鞋内部的宽度应该等于足部跖趾关节处(或者足最宽的部分)。鞋内部的高度应该给所有的足趾留有足够的空间。评估鞋是否合适,最好是在下午站立的时候。有足部畸形或溃疡前病变的患者,更需要适合他们的鞋袜,包括治疗性的鞋袜、定制的鞋垫或者足趾矫形器。

在患者没有发生溃疡前,我们无从获知患者对于穿着合适鞋袜的依从性。一些患者认为合适的鞋袜是可以用来预防溃疡的,但是有些患者仍然认为他们即使穿着合适的鞋袜也会发生溃疡。而且,好多患者在没有出现足溃疡前,会因为定制的鞋太笨重而不愿意穿。

治疗性鞋袜可以预防糖尿病高危患者足底溃疡的复发吗?

7.为了预防糖尿病足患者足溃疡再发,行走时需要穿着有治疗作用的足部保护鞋袜,显示出明显的缓解足底压力作用(穿着足保护鞋袜大约能够减少 30% 的足底压力),应鼓励患者穿着保护鞋袜。(强;中)

两项低风险偏倚的 RCT 研究显示患者穿治疗性鞋袜可以有效地降低足部压力,进而降低足底溃疡复发的风险[5,19],且有效性很大(与标准组相比,治疗性鞋袜组可以降低 46.1%~63.6% 的风险),但是该作用在不同的患者中差异较大。这些数据肯定了之前的三项 RCT 研究,通过方法学对其效果进行综合分析:与对照组相比,可以降低 52.5%~70.2% 的风险。另一项低偏倚的 RCT 研究显示,与对照组相比,没有发现治疗性鞋垫对溃疡的复发有效,相对风险的降低仅仅为 12%[20]。然而,这项研究没有证明鞋垫可以减轻足底压力。

持续穿着治疗性鞋袜的研究显示获益大于危害。目前的研究没有发现治疗性鞋袜有任何害处。当患者需要穿治疗性鞋袜时,临床医生要积极处理并鼓励其穿着。受制于昂贵的制作成本(因为制作需要用相对昂贵的仪器去测量赤足或者鞋内的足底压力),有减压作用的治疗性鞋袜费用较高。尽管如此,这些花费应该认为对于预防溃疡复发是有正面意义的。目前为止,还没有关于治疗性鞋袜性价比的研究。作者的观点是,如果能够降低 50%的足溃疡发生风险,那么设计和测量足底压力制作鞋袜的性价比就很好。

需要注意的是,这个推荐只能在可以提供治疗性鞋袜和测定压力的中心进行。有些中心仅仅可以测定足底压力。对于这些病例,我们推荐用现有的理论知识去设计一些有减压作用的鞋袜。

对患者进行教育能有效预防糖尿病患者的足溃疡吗?

8.为了预防糖尿病足高危患者首次足溃疡的发生,为其提供必要的改善足部护理的知识和方法非常重要,同时应建议患者经常与能够进行专业足部护理的机构联系。(弱;低)

目前还没有关于教育患者预防足部首次溃疡的对照研究，但两项大型的非对照研究显示，接受足部教育的患者与未接受足部教育的患者相比，首次发生足溃疡的风险明显降低[21,22]。因此，我们认为高危足的患者应该接受教育。教育的内容应该包括：足部并发症及其后果，预防的措施，如穿合适的鞋袜和足部的自我管理；当识别足部有问题时要马上寻求专业人员的帮助。

综合的足部护理对于高危糖尿病足溃疡患者溃疡的复发有效吗？

9. 为了预防高危的糖尿病足患者溃疡复发，需每 1~3 个月进行 1 次综合的足部护理，包括专业的足部护理、适当的鞋袜及教育等。(强;低)

解 释

我们定义综合的足部护理包括专业的足部护理、患者教育、适当的鞋袜和规律的随访。一项 RCT、一项非 RCT 和三项非对照研究均显示，与不接受足部综合护理患者或依从性不好的患者相比，接受足部综合护理的患者或依从性好的患者，溃疡复发率显著下降[23-27]。没有研究显示足部综合护理有任何的害处。

专业的足部护理要由专业的人员来进行，包括胼胝去除、大疱的引流、小水疱的保护、内生趾甲的处理、出血的处理，如果有真菌则需要抗真菌治疗。患者教育要有规律的重复教育，两项 RCT 研究显示，单纯一次教育对于溃疡的预防没有作用[28,29]。教育的目的是与患者在交流中，增加患者足部护理的知识和改善其不良卫生习惯。如何提供合适的鞋袜见推荐 6、7。目前没有关于足部综合护理的花费和性价比的数据。一项美国的数据提示,在美国一个州,由于取消了足病师进行预防治疗的费用,结果因糖尿病足溃疡住院的费用反而增加了[30]。

> **足部自我管理对于高危糖尿病足溃疡患者溃疡的复发有效吗?**

10. 指导糖尿病足高危患者在家中自我监测足部皮肤温度变化以预防第 1 次或再次发生的足溃疡,目的是早期发现足部炎症,并尽早由患者或专业人员消除导致炎症的原因。(弱;中)

解释

许多专家认为足部自我管理是糖尿病足高危患者护理中的重要组成部分。自我管理包括很多项目,遗憾的是这些干预措施除了家中皮温监测其他都尚未找到证据。三项低偏倚风险的 RCT 显示,每天用一个简单的温度表测量足底皮肤温度,当皮温升高时联合必要的预防措施,与标准治疗相比, 可以更好地预防高危糖尿病足溃疡患者出现溃疡或者溃疡复发(IWGDF 危险分级 2 或 3[31-33])。由于这 3 项 RCT 来自于一个研究,所有结果的普遍性难以确定。

专家认为,患者在家中监测简单易行,且费用相对便宜,因此有重要的临床价值,也能让患者更加注意关注自己的双足。然而,在 RCT 研究中,依从性是重要的因素。对于那些没有发生过足溃疡的高危患者,找到工具并每天进行足部评估,将成为较重的负担。温度测量结果如果是假阳性或假阴性,不会给患者带来压力,也不会影响他们对这种方法的信心[34]。就我们所知道的, 家中足部温度检测目前还没有加入到糖尿病足高危患者的足部护理中, 其原因可能是有的患者的依从性不高、缺乏标准化的设备、缺乏性价比的信息及使用的可行性不够。

外科干预能有效预防高危患者发生溃疡吗?

11. 对糖尿病足高危、锤状趾、其他溃疡前病变或脚趾已有溃疡的患者,应用足趾屈肌腱切断术以预防脚趾溃疡的形成。(弱;低)

对 231 位患者，平均随访时间为 11~36 个月的 7 项病例系统研究发现，经皮足趾屈肌腱切断术可以有效预防足趾尖溃疡的复发，复发率在 0~20%[35-41]。其中四项研究中,还包括了足趾尖没有溃疡的患者。有58 位患者,表现为即将出现溃疡(比如趾尖大量胼胝或有增厚的趾甲),但是在随访的 11~31 个月中,没有出现溃疡[37,38,40,41]。但是目前尚未见关于这种方法的对照研究。作者认为,进行这项操作需要以下条件:①患者有足趾的溃疡或者足趾有溃疡前病变;②保守治疗无效;③需要恢复足部的正常结构以预防溃疡发生。

足趾屈肌腱切断术的获益大于不利。当有溃疡前病变的患者保守治疗不能改善结果时,就可以选择足趾屈肌腱切断术。这项操作可以在门诊进行,不需要固定,对足部的功能没有不良作用。这项操作的花费和性价比还没有被评估。尽管外科副作用很小,也同样应该在术前和患者进行讨论。

12. 建议对糖尿病足高危且保守治疗失败并已出现足底溃疡的患者应用跟腱延长术、关节置换术、单个或多个跖骨头切除术或截骨术以预防足溃疡再发生。(弱;低)

一项 RCT 研究(低风险偏倚)和几项非对照研究结果显示,跟腱延长术的主要目标是治疗前足底顽固性溃疡。结果还显示,跟腱延长术无论短期还是长期,都可以预防足溃疡的复发[42-48]。一项小型 RCT(低风险偏倚)[49],两项回顾性队列研究(有不同的偏倚)[50,51]和几项非对照研究[52-56]都发现,切除单个或五个跖骨头以预防溃疡的复发,总体效果很好。一项高风险偏倚的回顾性队列研究和两项小型的非对照研究显示,经过跖趾关节或者趾关节成形术后,溃疡的复发率会降低[57-59]。一项关于骨截除术的回顾性队列研究显示,与保守治疗相比,复发率下降 60%,但是没有统计学意义[60,61]。尽管这些操作显示出很好的收益,但是目前还没有设计完善的对照试验能够加以佐证。

这些外科减压手术的并发症及副作用包括:术后感染,形成新的畸形,步态问题和转移性溃疡[42,62]。因此,获益是否大于风险尚不明确。这些技术主要用来治疗保守治疗效果欠佳的难愈性足溃疡,其次才是足部结构尚未改变,预防溃疡复发。患者对于这些方法所知无几,我们应该向患者说明,这些方法可以预防溃疡的发生,也会导致严重的并发症,如步态问题和平衡问题。外科手术的费用要高于保守治疗,但是性价比尚不知晓。临床医生在术前要很好的和患者讨论可能发生的副作用。

13. 不建议用神经减压术预防糖尿病足高危患者的足溃疡,而应接受标准的足溃疡处理。(弱;低)

 解 释

有两项高风险偏倚的回顾性队列研究,三项非对照研究使用神经减压术以预防高危糖尿病足患者溃疡的发生[63-67]。尽管有阳性结果(一项回顾性研究显示,在同一个患者,一侧腿上进行手术减压,另一侧腿上不进行减压,结果减压侧溃疡发生率更低)。但是这些研究偏倚风险很高,且没有术后并发症的信息,最重要的是没有标准的足部预防护理作为对照。许多研究也是基于这一组研究对象,进一步限制了其结果的普遍推广。由于已经有很多非手术方法可以预防高危糖尿病足患者足溃疡的发生, 所以神经减压术也就不应在临床考虑范围之内。除非有来自设计良好的对照试验并提供更多的证据,提示该方法比保守治疗更有效时再使用。

争论点

1.周围神经病变是糖尿病患者发生足溃疡的最重要的危险因素。但是关于神经病变的预防和治疗的研究相对较少,应该在这个方面加强研究。

2.对哪些患者、如何进行以及何时进行足溃疡风险因素的筛查还缺乏有力的数据。对于预防首次足溃疡进行干预所带来的好处尚缺乏高质量的数据。由于在没有发生溃疡的糖尿病患者中,足溃疡的发病率相对较低,还需要进行大量的研究去明确预防性干预的获益能否大于不利影响,是否花费更高,这些问题都尚不清楚。当务之急是明确哪些类型的患者可以从预防干预中获益,干预应该包括哪些类型。

3.任何干预的花费和性价比在本指导中均没有进行探讨,但花费方面也需要关注。

4.本指导中引用的研究绝大部分是单一的干预研究,但是对于高危糖尿病足患者的预防性干预,应该是综合的预防。尽管一些综合干预的研究在预防复发方面显示了有效性,但这些研究综合干预措施的内容表述不佳,严重影响了其推广。

5.在进行预防足溃疡的干预中,患者的依从性对于溃疡的预防非常重要[5,22,25,26,33]。依从性不好的患者其溃疡发生的风险更高。有必要对患者依从性方面的方法的发展,评价与使用加以关注。

6.一些外科预防性干预的措施可以预防部分患者溃疡的复发,但是这些干预措施存在风险。至于外科预防性干预与保守治疗相比,其在溃疡预防中的作用还不清楚,有待设计良好的对照试验进行验证。

参考文献

1. International Working Group on the Diabetic foot. International consensus on the diabetic foot and practical guidelines on the management and the prevention of the diabetic foot. 2011.

2. Kerr M, Rayman G, Jeffcoate WJ. Cost of diabetic foot disease to the National Health Service in England. Diabet Med 2014 Jul 1.

3. Prompers L, Huijberts M, Apelqvist J, Jude E, Piaggesi A, Bakker K, et al. High prevalence of ischaemia, infection and serious comorbidity in patients with diabetic foot disease in Europe. Baseline results from the Eurodiale study. Diabetologia 2007 Jan;50(1):18–25.

4. Pound N, Chipchase S, Treece K, Game F,JeffcoateW.Ulcer‐free survival following management of foot ulcers in diabetes. Diabet Med 2005 Oct;22(10):1306–1309.

5. Bus SA, Waaijman R, Arts M, de Haart M, Busch‐Westbroek T,van Baal J, et al. Effect of custom–made footwear on foot ulcer recurrence in diabetes: a multicenter randomized controlled trial. Diabetes Care 2013 Dec;36:4109–4116.

6. Lavery LA, Armstrong DG, Vela SA, Quebedeaux TL, Fleischli JG. Practical criteria for screening patients at high risk for diabetic foot ulceration. Arch Intern Med 1998 Jan 26;158(2):157–162.

7. Monteiro–Soares M, Boyko EJ, Ribeiro J, Ribeiro I, Dinis‐Ribeiro M. Risk stratification systems for diabetic foot ulcers: a systematic review. Diabetologia 2011 May;54(5): 1190–1199.

8. Van Netten JJ, Price PE, Lavery LA, Monteiro‐Soares M, Rasmussen A, Jubiz Y, et al. Prevention of foot ulcers in the at‐risk patient with diabetes: a systematic review. Diabetes Metab.Res.Rev. 2015;in press.

9. Hinchliffe RJ, Brownrigg JR, Apelqvist J, Boyko EJ, Fitridge R, Mills JL, et al. IWGDF Guidance on the Diagnosis, Prognosis and Management of Peripheral Artery Disease in Patients with Foot Ulcers in Diabetes. Diabetes Metab Res Rev 2015;in press.

10. Waaijman R, de Haart M, Arts ML, Wever D, Verlouw AJ, Nollet F,et al. Risk factors for plantar foot ulcer recurrence in neuropathic diabetic patients. Diabetes Care 2014 Jun;37:1697–1705.

11. Apelqvist J, Larsson J, Agardh CD. The influence of external precipitating factors and peripheral neuropathy on the development and outcome of diabetic foot ulcers. J Diabet Complications 1990 Jan–Mar;4(1):21–25.

12. Reiber GE, Vileikyte L, Boyko EJ, del Aguila M, Smith DG, Lavery LA, et al. Causal pathways for incident lower-extremity ulcers in patients with diabetes from two settings. Diabetes Care 1999 Jan;22(1):157–162.

13. Young MJ, Cavanagh PR, Thomas G, Johnson MM, Murray H, Boulton AJ. The effect of callus removal on dynamic plantar foot pressures in diabetic patients. Diabet Med 1992 Jan–Feb;9(1):55–57.

14. Pitei DL, Foster A, Edmonds M. The effect of regular callus removal on foot pressures. J Foot Ankle Surg 1999 Jul–Aug;38:251–5; discussion 306.

15. Pham H, Armstrong DG, Harvey C, Harkless LB, Giurini JM, Veves A. Screening techniques to identify people at high risk for diabetic foot ulceration: a prospective multicenter trial. Diabetes Care 2000 May;23(5):606–611.

16. Rizzo L, Tedeschi A, Fallani E, Coppelli A, Vallini V, Iacopi E, et al. Custom-made orthesis and shoes in a structured follow-up program reduces the incidence of neuropathic ulcers in high-risk diabetic foot patients. Int J Low Extrem Wounds 2012 Mar; 11:59–64.

17. Lavery LA, LaFontaine J, Higgins KR, Lanctot DR, Constantinides G. Shear-reducing insoles to prevent foot ulceration in high-risk diabetic patients. Adv Skin Wound Care 2012 Nov;25:519–24; quiz 525–6.

18. Scire 从 Leporati E, Teobaldi I, Nobili LA, Rizzo L, Piaggesi A. Effectiveness and safety of using Podikon digital silicone padding in the primary prevention of neuropathic lesions in the forefoot of diabetic patients. J Am Podiatr Med Assoc 2009 Jan–Feb;99:28–34.

19. Ulbrecht JS, Hurley T, Mauger DT, Cavanagh PR. Prevention of Recurrent Foot Ulcers With Plantar Pressure-Based In-Shoe Orthoses: The CareFUL Prevention Multicenter Randomized Controlled Trial. Diabetes Care 2014 Jul;37:1982–1989.

20. Reiber GE, Smith DG, Wallace C, Sullivan K, Hayes S, Vath C, et al. Effect of therapeutic footwear on foot reulceration in patients with diabetes: a randomized controlled trial. JAMA 2002 May 15;287:2552–2558.

21. Viswanathan V, Madhavan S, Rajasekar S, Chamukuttan S, Ambady R. Amputation prevention initiative in South India: positive impact of foot care education. Diabetes Care 2005 May;28:1019–1021.

22. Calle-Pascual A, Duran A, Benedi A, Calvo MI, Charro A, Diaz JA, et al. Reduction in foot ulcer incidence: relation to compliance with a prophylactic foot care program. Diabetes Care 2001 Feb;24:405–407.

23. Dargis V, Pantelejeva O, Jonushaite A, Vileikyte L, Boulton AJ. Benefits of a multidisciplinary approach in the management of recurrent diabetic foot ulceration in

Lithuania: a prospective study. Diabetes Care 1999 Sep;22:1428–1431.

24. Plank J, HaasW,Rakovac I, Gorzer E, Sommer R, Siebenhofer A, et al. Evaluation of the impact of chiropodist care in the secondary prevention of foot ulcerations in diabetic subjects. Diabetes Care 2003;26:1691–1695.

25. Hamonet J, Verdie-Kessler C, Daviet JC, Denes E, C.-L NG, Salle JY, et al. Evaluation of a multidisciplinary consultation of diabetic foot. French]. Annals of Physical and Rehabilitation Medicine 2010 June;53:306–318.

26. Armstrong DG, Harkless LB. Outcomes of preventative care in a diabetic foot specialty clinic. J Foot Ankle Surg 1998 Nov–Dec;37:460–466.

27. Marcinia M, Chantelau E. Qualified podiatry for rehabilitation of patients with diabetic foot syndrome. A cohort study. Diabetes and Stoffwech-sel 1998 20 May;7:81–85.

28. Lincoln NB, Radford KA, Game FL, Jeffcoate WJ. Education for secondary prevention of foot ulcers in people with diabetes: a randomised controlled trial. Diabetologia 2008 Nov;51:1954–1961.

29. Gershater MA, Pilhammar E, Apelqvist J, Alm - Roijer C. Patient education for the prevention of diabetic foot ulcers. Interim analysis of a randomised controlled trial due to morbidity and mortality of participants. European Diabetes Nursing 2011;8:102–107b.

30. Skrepnek GH, Mills JL, Armstrong DG. Foot-in-wallet disease: tripped up by "cost-saving" reductions? Diabetes Care 2014 Sep;37(9):e196–7.

31. Lavery LA, Higgins KR, Lanctot DR, Constantinides GP,Zamorano RG, Armstrong DG, et al. Home monitoring of foot skin temperatures to prevent ulceration. Diabetes Care 2004 Nov;27(11):2642–2647.

32. Armstrong DG, Holtz-Neiderer K, Wendel C, Mohler MJ, Kimbriel HR, Lavery LA. Skin temperature monitoring reduces the risk for diabetic foot ulceration in high-risk patients. Am J Med 2007 Dec;120:1042–1046.

33. Lavery LA, Higgins KR, Lanctot DR, Constantinides GP,Zamorano RG, Athanasiou KA, et al. Preventing diabetic foot ulcer recurrence in high-risk patients: use of temperature monitoring as a self-assessment tool. Diabetes Care 2007 Jan;30(1):14–20.

34. van Netten JJ, Prijs M, van Baal JG, Liu C, van der Heijden F,Bus SA. Diagnostic Values for Skin Temperature Assessment to Detect Diabetes-Related Foot Complications. Diabetes Technol Ther 2014 Aug 6.

35. Kearney TP,Hunt NA, Lavery LA. Safety and effectiveness of flexor tenotomies to heal toe ulcers in persons with diabetes. Diabetes Res Clin Pract 2010 Sep;89(3):224–226.

36. Laborde JM. Neuropathic toe ulcers treated with toe flexor tenotomies. Foot Ankle Int

2007 Nov;28(11):1160–1164.

37. Rasmussen A, Bjerre-Christensen U, Almdal TP, Holstein P Percutaneous flexor tenotomy for preventing and treating toe ulcers in people with diabetes mellitus. J Tissue Viability 2013 Aug;22:68–73.

38. Schepers T, Berendsen HA, Oei IH, Koning J. Functional outcome and patient satisfaction after flexor tenotomy for plantar ulcers of the toes. J Foot Ankle Surg 2010 Mar–Apr;49(2):119–122.

39. Tamir E, Vigler M, Avisar E, Finestone AS. Percutaneous tenotomy for the treatment of diabetic toe ulcers. Foot Ankle Int 2014 Jan;35(1):38–43.

40. Tamir E, McLaren AM, Gadgil A, Daniels TR. Outpatient percutaneous flexor tenotomies for management of diabetic claw toe deformities with ulcers: a preliminary report. Can J Surg 2008 Feb;51(1):41–44.

41. van Netten JJ, Bril A, van Baal JG. The effect of flexor tenotomy on healing and prevention of neuropathic diabetic foot ulcers on the distal end of the toe. J Foot Ankle Res 2013;6:3.

42. Mueller MJ, Sinacore DR, Hastings MK, Strube MJ, Johnson JE. Effect of Achilles tendon lengthening on neuropathic plantar ulcers. A randomized clinical trial. J Bone Joint Surg Am 2003 Aug;85–a:1436–1445.

43. Colen LB, Kim CJ, Grant WP, Yeh JT, Hind B. Achilles tendon lengthening: friend or foe in the diabetic foot? Plast Reconstr Surg 2012 Jan;131:37e–43e.

44. Cunha M, Faul J, Steinberg J, Attinger C. Forefoot ulcer recurrence following partial first ray amputation: the role of tendo-achilles lengthening. J Am Podiatr Med Assoc 2010 Jan–Feb;100:80–82.

45. Holstein P, Lohmann M, Bitsch M, Jorgensen B. Achilles tendon lengthening, the panacea for plantar forefoot ulceration? Diabetes Metab Res 2004 May–Jun;20 Suppl 1:S37–40.

46. Lee TH, Lin SS, Wapner KL. Tendo-Achilles lengthening and total contact casting for plantar forefoot ulceration in diabetic patients with equinus deformity of the ankle. Operative Techniques in Orthopaedics 1996;6:222–225.

47. Laborde JM. Neuropathic plantar forefoot ulcers treated with tendon lengthenings. Foot Ankle Int 2008 Apr;29:378–384.

48. Laborde JM. Midfoot ulcers treated with gastrocnemius-soleus recession. Foot Ankle Int 2009 Sep;30:842–846.

49. Piaggesi A, Schipani E, Campi F, Romanelli M, Baccetti F, Arvia C, et al. Conservative surgical approach versus non-surgical management for diabetic neuropathic foot ulcers: a randomized trial. Diabet Med 1998 May;15(5):412–417.

50. Armstrong DG, Rosales MA, Gashi A. Efficacy of fifth metatarsal head resection for treatment of chronic diabetic foot ulceration. J Am Podiatr Med Assoc 2005 Jul–Aug; 95:353–356.

51. Faglia E, Clerici G, Caminiti M, Curci V, Somalvico F Feasibility and effectiveness of internal pedal amputation of phalanx or metatarsal head in diabetic patients with forefoot osteomyelitis. J Foot Ankle Surg 2012 Sep–Oct;51:593–598.

52. Giurini JM, Basile P, Chrzan JS, Habershaw GM, Rosenblum BI. Panmetatarsal head resection. A viable alternative to the transmetatarsal amputation. J Am Podiatr Med Assoc 1993 Feb;83:101–107.

53. Hamilton GA, Ford LA, Perez H, Rush SM. Salvage of the neuropathic foot by using bone resection and tendon balancing: a retrospective review of 10 patients. J Foot Ankle Surg 2005 Jan–Feb;44:37–43.

54. Petrov O, Pfeifer M, Flood M, ChagaresW,Daniele C. Recurrent plantar ulceration following pan metatarsal head resection. J Foot Ankle Surg 1996 Nov–Dec;35:573–7; discussion 602.

55. Molines-Barroso R, Lazaro-Martinez J, Aragon-Sanchez J, Garcia-Morales E, Benefit-Montesinos J, Alvaro-Afonso F Analysis of transfer lesions in patients who underwent surgery for diabetic foot ulcers located on the plantar aspect of the metatarsal heads. Diabet Med 2013 Aug;30:973–976.

56. Griffiths GD, Wieman TJ. Metatarsal head resection for diabetic foot ulcers. Arch Surg 1990 Jul;125:832–835.

57. Armstrong DG, Lavery LA, Vazquez JR, Short B, Kimbriel HR, Nixon BP,et al. Clinical efficacy of the first metatarsophalangeal joint arthro-plasty as a curative procedure for hallux interphalangeal joint wounds in patients with diabetes. Diabetes Care 2003; 26:3284–3287.

58. Lin SS, Bono CM, Lee TH. Total contact casting and Keller arthoplasty for diabetic great toe ulceration under the interphalangeal joint. Foot Ankle Int 2000 Jul;21:588–593.

59. Downs DM, Jacobs RL. Treatment of resistant ulcers on the plantar surface of the great toe in diabetics. J Bone Joint Surg Am 1982 Jul;64:930–933.

60. Vanlerberghe B, Devemy F,Duhamel A, Guerreschi P,Torabi D. Conservative surgical treatment for diabetic foot ulcers under the metatarsal heads. A retrospective case-control study. Ann Chir Plast Esthet 2013 Aug 22.

61. Fleischli JE, Anderson RB, Davis WH. Dorsiflexion metatarsal osteotomy for treatment of recalcitrant diabetic neuropathic ulcers. Foot Ankle Int 1999 Feb;20:80–85.

62. Salsich GB, Mueller MJ, Hastings MK, Sinacore DR, Strube MJ, Johnson JE. Effect of

Achilles tendon lengthening on ankle muscle performance in people with diabetes mellitus and a neuropathic plantar ulcer. Phys Ther 2005 Jan;85(1):34–43.

63. Nickerson DS, Rader AJ. Nerve decompression after diabetic foot ulceration may protect against recurrence: a 3–year controlled, prospective analysis. J Am Podiatr Med Assoc 2014 Jan–Feb;104:66–70.

64. Nickerson DS. Low recurrence rate of diabetic foot ulcer after nerve decompression. J Am Podiatr Med Assoc 2010 Mar–Apr;100:111–115.

65. Dellon AL, Muse VL, Nickerson DS, Akre T, Anderson SR, Barrett SL, et al. Prevention of ulceration, amputation, and reduction of hospi-talization: outcomes of a prospective multicenter trial of tibial neurolysis in patients with diabetic neuropathy. J Reconstr Microsurg 2012 May;28:241–246.

66. Nickerson DS, Rader AJ. Low long–term risk of foot ulcer recurrence after nerve decompression in a diabetes neuropathy cohort. J Am Podiatr Med Assoc 2013 Sep–Oct; 103:380–386.

67. Aszmann O, Tassler PL, Dellon AL. Changing the natural history of diabetic neuropathy: incidence of ulcer/amputation in the contralateral limb of patients with a unilateral nerve decompression procedure. Ann Plast Surg 2004 Dec;53:517–522.

68. Guyatt GH, Oxman AD, Vist GE, Kunz R, Falck -Ytter Y, Alonso -Coello P, et al. GRADE: an emerging consensus on rating quality of evidence and strength of recommendations. BMJ 2008 Apr 26;336(7650):924–926.

第四章　IWGDF关于鞋袜和减压的指导

S. A. Bus[1], D. G. Armstrong[2], R. W. van Deursen[3], J. Lewis[4], C. F. Caravaggi[5], and P. R. Cavanagh[6]; on behalf of the International Working Group on the Diabetic Foot (IWGDF)

推荐 ◉

预制的愈合装置

1.未伴有缺血、且感染可控的糖尿病神经性足底溃疡的患者,建议使用带有合适的足部接口的不可拆卸膝上装置以减压、促进愈合。(强;高)

2.若神经性足底前部溃疡的糖尿病患者无法使用不可拆卸膝上装置或使用后不能耐受,在征得患者同意后,推荐使用有合适足部接口的可拆卸膝上装置以减压,促进愈合。(弱;中)

3.若神经性足底前部溃疡的糖尿病患者无法使用膝上装置或使用后不能耐受,在征得患者同意后,推荐使用前足减压鞋、支具鞋或短期定制

Institutions

[1] Department of Rehabilitation Medicine, Academic Medical Center, University of Amsterdam, Amsterdam, the Netherlands

[2] Southern Arizona Limb Salvage Alliance (SALSA), Department of Surgery, University of Arizona College of Medicine, Tucson, AZ, USA

[3] School of Health Care Sciences, College of Biomedical and Life Sciences, Cardiff University, Cardiff, UK.

[4] Cardiff and Vale University Health Board, Cardiff, UK.

[5] University Vita Salute San Raffaele and Diabetic Foot Clinic, Istituto Clinico Città Studi, Milan, Italy.

[6] Department of Orthopaedics and Sports Medicine, University of Washington Medical Center, Seattle, WA, USA.

Address of correspondece

Dr. Sicco A. Bus, Department of Rehabilitation Medicine, Room A01-419, Academic Medical Center, University of Amsterdam, Amsterdam, the Netherlands. Phone: +31 20 5666905, email: s.a.bus@amc.uva.nl

鞋以减压,促进愈合。(弱;低)

治疗性鞋袜

4.为保护高危糖尿病患者的双足,无论在室内还是室外,建议都不要赤足行走、仅穿袜子行走、穿薄底的拖鞋行走。(强;低)

5.指导高危糖尿病患者正确穿戴鞋袜,以预防初发足溃疡、足底或足背溃疡以及复发的非足底溃疡。若患者存在足部畸形或诱发溃疡体征,推荐使用治疗性鞋,定制鞋垫或足趾矫形器。(强;低)

6.预防糖尿病患者足底溃疡复发,推荐患者在行走时穿着有足底减压效果的治疗性鞋(与普通治疗鞋相比,可减少30%的压力)。(强;中)

7.不推荐糖尿病患者使用传统或标准治疗鞋去促进足底溃疡愈合。(强;低)

8.不伴有缺血、感染可控的糖尿病非足底溃疡患者,可通过鞋的调整、临时鞋袜、分趾器或其他矫形器减压以促进愈合。具体使用请参考溃疡的类型与部位。(弱;低)

外科减压干预

9.足底溃疡的糖尿病高危患者,当保守治疗失败时,可考虑行跟腱延长、关节矫形、单个或多个跖骨头截除、或者骨截除,以预防足底溃疡的复发。(弱;低)

10.有槌状趾、存在诱发溃疡的体征或有足趾溃疡的糖尿病高危患者,保守治疗失败后,推荐行足趾屈肌腱切断以预防足趾溃疡。(弱;低)

11.未伴有缺血、感染可控的糖尿病足底溃疡患者,经保守治疗失败后,推荐行跟腱延长、关节矫形、单个或多个跖骨头截除、或者骨截除以促进愈合。(弱;低)

12.未伴有缺血、感染可控的糖尿病槌状趾合并足趾溃疡的患者,保

守治疗失败后,推荐行足趾屈肌腱切断以促进溃疡愈合。(弱;低)

其他减压干预

13.未伴有缺血、感染可控的糖尿病神经性足溃疡的患者,当其他形式的生物力学减压方式无法使用时, 可考虑可折叠泡沫结合相应的鞋袜进行减压,以促进溃疡愈合。(弱;低)

关于副作用/并发症的注意事项

考虑以上干预方式(包括不可拆卸和可拆卸的膝上减压装置,及所有的外科减压方法)的并发症非常重要,它们的副作用将在后面给予讨论,在患者使用前,一定要充分告知。

引言

足溃疡是糖尿病的主要并发症之一,发病率、死亡率及花费都较高[1-3]。糖尿病患者中每年足溃疡的发病率在 2%左右,但是既往有过足溃疡愈合以后的患者,1 年内复发率高达 30%~40%[5.6]。这些溃疡的预防和治疗非常重要。

危险因素

大约一半糖尿病患者有周围神经病变,其导致保护性感觉缺失,这是导致足溃疡的重要危险因素之一[3.7]。由于缺乏保护性感觉,及足部机械压力的升高就会导致糖尿病患者发生足溃疡[7-9]。足部压力升高本身也有伴发足部畸形及软组织的结构改变[10]。综上所述,足部畸形、保护性感觉缺失、不充分的减压、小的足部创伤联合起来就会导致糖尿病足溃疡。一旦溃疡形成,如果没有减压,就会变成慢性溃疡。

干预

长期以来,临床上一直在使用支具、鞋袜、外科和其他技术去预防和治疗糖尿病患者的足溃疡。以前的综述显示,有充分地证据去支持不可拆卸性支具可以预防前足底的溃疡[11-13],但是还需要高水平的临床研究去证实其他减压干预方式对于预防和治疗糖尿病足溃疡的效果, 以提供给临床医生及医务人员更多的信息[11]。在过去的几年里,有一些设计良好的对照试验已经达到了这个目标。

本指导中,给出上面列出的推荐,并进一步给予解释。这些解释来自于文献的系统评价、专家的观点(如果没有充分的证据),并考虑到获益和风险、患者的利益及依从性以及与干预相关的费用。

预制的愈合装置

预制的减压装置对促进糖尿病足底溃疡的愈合有效吗?

1.未伴有缺血、感染可控的糖尿病神经性足底溃疡患者,建议使用带有合适的足部接口的不可拆卸膝上装置以减压、促进愈合。(强;高)

两项高水平的系统评价由随机对照试验与非随机对照试验组成的荟萃分析显示,与可拆卸的减压装置相比(包括助行器及鞋袜),使用不可拆卸的减压装置(包括 TCC 和不可拆卸的助行器)可以明显提高糖尿病神经性前足足底溃疡的愈合率[12,13]。一项 Cochrane 系统评价和五项 RCT 的荟萃分析[14-18],累计 230 位患者的结果显示,不可拆卸减压方法促进愈合的能力是可拆卸的减压方法的 1.17 倍 (95%的置信区间 1.01~1.36;$P=$

0.04)[12]。另外一项系统评价和包括 10 个随机对照试验及非随机对照试验的荟萃分析[14-16,18-24],累计 524 位患者的结果显示:不可拆卸减压方法促进愈合的能力是可拆卸的减压方法的 1.43 倍（95%的置信区间 1.11~1.84；P=0.001)[13]。两项相对小型的 RCT 研究[17,25]显示,可拆卸的助行器与 TCC 在促进神经性前足溃疡的作用相当（RR 值=1.06,95%的置信区间 0.88~1.27;P=0.31)[13]。因此,TCC 和预制的膝以上的不可拆卸的减压装置都可以用来促进足底溃疡愈合,两者没有优劣之别,但是要注意合适的足部接口。此结论具有高证据级别。

不可拆卸的膝上支具可能导致的副作用有:踝关节制动,降低了活动平面,容易摔倒,由于单侧足底变高,行走不对称导致膝盖和臀部不适,质量差的支具会导致压力性溃疡[15,26,27]。但是,我们认为其促进愈合的益处要大于其不利因素。许多患者不愿意使用不可拆卸支具的原因是,生活中使用不方便,比如睡觉,洗澡和开车。由于看到了以上的问题,一项调查和流行病学研究显示,患者仅仅在临床中使用 TCC 来促进溃疡愈合[28,29],目前还没有评价过性价比。另一项研究显示,只有 6%的患者使用了 TCC,这些患者的平均花费是不使用 TCC 的患者的一半[30]。

不可拆卸的膝上支具可以考虑用于轻微感染（如溃疡已被抗生素控制)、没有或极少量渗出的溃疡[31]。不可拆卸的减压装置不适用于以下创面:大量渗出的创面、感染没有被控制的创面、需要局部处理和观察的创面。不可拆卸的膝上支具可以考虑用于伴有轻度周围动脉疾病的创面[31]。如果同时有轻度感染和轻度 PAD,不能使用不可拆卸的减压装置[31]。如果有严重的感染和(或)严重的缺血足溃疡,要先考虑治疗感染和缺血,然后再考虑减压。

2.若神经性足底前部溃疡的糖尿病患者无法使用不可拆卸膝上装置或使用后不能耐受,在征得患者同意后,推荐使用有合适的足部接口的可拆卸膝上装置以减压,促进愈合。（弱;中）

一项系统评价和包括十项随机对照试验及非随机对照试验的荟萃分析[14-16,18-24]，累计 524 位患者显示：不可拆卸减压方法促进愈合的能力是可拆卸的减压方法的 1.43 倍（95%的置信区间 1.11~1.84；P=0.001）。然而对可拆卸装置进行分层分析，5 项 RCT[14,16,18,22]结果显示，不可拆卸膝上减压装置与可拆卸性膝上助行器比较，促愈效果相当，但是没有统计学意义（RR=1.23；95%的置信区间，0.96~1.58；P=0.085）[13]。基于这 5 项研究，由于置信区间较宽，跨域了 1，我们认为证据质量中等。

　　可拆卸的膝上支具可能导致的副作用有：踝关节制动，降低了活动平面，容易摔倒，由于单侧足底变高，行走不对称导致膝盖和臀部不适。但是，我们同样认为，其促进愈合的益处要大于不利因素。大多数患者更喜欢使用可拆卸的膝上减压装置，原因在于其在睡觉、洗澡和开车时更为方便，但是要考虑到其依从性较差。一项研究显示，仅仅 28%的活动性溃疡患者使用可拆卸性助行器[32]。医护人员也喜欢使用可拆卸的助行器，而不使用 TCC，因为前者不需要太多的技术。而且，可拆卸的装置可以随时观察创面。尽管可拆卸的膝上助行器的价格较高，但是应该考虑到其有促进愈合的作用。至今为止，尚没有研究其性价比。

　　可拆卸助行器可以在以下情况使用
- 有较多渗出的足底溃疡，或者溃疡有未被控制的轻度感染，需要频繁观察创面。
- 足底溃疡合并有轻度 PAD，以及怀疑创面的愈合能力。
- 足底溃疡合并有轻度可以控制的感染和轻度 PAD。

　　但有严重感染或缺血的糖尿病足溃疡，首先要治疗感染或缺血，然后再进行减压治疗。

3.若神经性足底前部溃疡的糖尿病患者无法使用膝上装置或使用后不能耐受,在征得患者同意后,推荐使用前足减压鞋、支具鞋或短期定制鞋以减压,促进愈合。(弱;低)

5项非对照研究显示,当患者穿踝以上可拆卸减压鞋,如支具鞋、半鞋、前足减压鞋时,70%~96%的足底溃疡可以在一定时间内愈合(平均时间为34~79天)[33-37]。这些结果和使用TCC的结果相当。然而,有一项对照研究显示,半鞋效果不如TCC[15]。一项低偏倚风险的RCT研究显示,有相对较大且较深的溃疡、轻度感染、有中度PAD及神经病变的糖尿病患者,使用短期定制鞋,愈合率相对较低,但是愈合比例和溃疡创面缩小程度在短期定制鞋与TCC之间无差别[20]。基于对照研究结果有限,我们认为证据级别是低。

使用踝以上的减压鞋与其他的踝以上的方法(如传统的鞋)相比,获益大于风险。但与膝以上装置相比,因为其存在感染和住院的风险,所有有效性较低并可能导致愈合时间更长。传统的半鞋仅仅用于中足和足后跟[36],相对禁忌证是中足骨折的风险。相比膝以上的装置,患者更喜欢使用踝以上的装置行走。在踝以上的减压鞋中,相对半鞋、前足减压鞋,患者更喜欢支具鞋或者短期定制的鞋。这是因为半鞋、前足减压鞋的鞋底会在走路时影响平衡。前足减压鞋和支具鞋的费用相对较低,治疗中不需要更换。短期定制鞋费用相对较高,关于其性价比还没有报道。

治疗性的鞋袜

治疗性鞋袜对于预防初次和复发性溃疡有效吗?

4.为保护高危糖尿病患者的双足,无论在室内还是室外,建议都不要

赤足行走、仅穿袜子行走、穿薄底的拖鞋行走。（强;低）

　　目前关于赤足行走、仅穿袜子行走、穿薄底的拖鞋行走对于足溃疡的风险还没有进行研究。然而,有许多大型前瞻性研究显示,高危糖尿病患者在赤足行走时，足底压力升高，这是导致足溃疡的重要独立危险因素[7,9],因此应该降低压力。而且,赤足行走、仅穿袜子行走、穿薄底的拖鞋行走容易受到烫伤或外伤。

　　5.指导高危的糖尿病患者正确穿戴鞋袜,以预防初发足溃疡、足底或足背溃疡以及复发的非足底溃疡。若患者存在足部畸形或诱发溃疡体征,推荐使用治疗性鞋,定制鞋垫或足趾矫形器。（强;低）

　　一项高风险偏倚的 RCT 研究显示,与没有穿治疗性鞋袜的患者相比,穿治疗性鞋袜的患者可以明显预防溃疡的发生。这些患者大部分没有溃疡病史[38]。另一项 RCT 显示,穿减压鞋垫有预防溃疡发生的趋势,但没有达到统计学意义[39]。还有一项低风险偏倚的 RCT 研究显示,足趾硅胶矫形器可以显著降低伴有溃疡前病变的高危患者发生第一趾溃疡的概率[40]。这些干预措施降低溃疡的风险各异（69.8%~92.9%）,95%置信区间变化也很大。目前尚没有关于治疗性鞋袜预防非足底病变的研究。然而已经发现,不适合的鞋袜可以增加非足底溃疡[41],提示合适的鞋袜可以避免溃疡发生。合适的鞋子应该松紧适当。鞋的内部应该比脚长 1~2cm,鞋内部的宽度应该等于足跖趾关节的宽度(或者足的最宽处),高度应该为所有的足趾提供足够的空间。评估鞋的舒适程度应该在下午让患者站立来进行。有足部畸形或溃疡前病变的患者,需要进一步选择合适的鞋袜,包括治疗性鞋袜、定制鞋垫或足趾矫形器。以上都是一些小型RCT 的数据,证据质量低。

关于治疗性鞋袜不利因素的报道非常鲜见。因此,使用治疗性鞋袜的获益大于不利。在患者没有发生溃疡前,我们无从获知患者对于穿着合适鞋袜的依从性。一些患者认为合适的鞋袜是可以用来预防溃疡的,但是有些患者仍然认为他们即使穿着合适的鞋袜也会发生溃疡。而且,大多数患者在没有出现足溃疡前会因为定制的鞋笨重而不愿意穿着。治疗性鞋袜的性价比目前尚不清楚。

6.预防糖尿病患者足底溃疡复发,推荐患者在行走时穿有足底减压效果的治疗性鞋(与普通治疗鞋相比,可减少30%的压力)。(强;中)

 解 释

两项低风险偏倚的 RCT 研究显示:患者穿治疗性鞋袜可以有效地降低足部压力,进而降低足底溃疡复发的风险[6,42],且有效性很大(与标准组相比,治疗性鞋袜组可以降低 46.1%~63.6% 的风险),但是该作用在不同患者中差异较大。这些数据肯定了之前 3 项 RCT 的研究[38,39,43],通过方法学对其效果进行综合分析发现,与对照组相比,可以降低 52.5%~70.2% 的风险。另一项低偏倚的 RCT 研究显示,与对照组相比,没有发现治疗性鞋垫对溃疡的复发有效,相对风险的降低仅仅为 12%[44]。然而,这项研究没有证明鞋垫可以减轻足底压力。基于以上试验,相对风险都很低或低风险偏倚,试验之间不完全一致,置信区间较大,我们推荐的证据级别是中。

持续穿治疗性鞋袜其减压效果大于危害。目前研究没有发现治疗性鞋袜有任何并发症。尽管患者穿治疗性鞋袜可以预防溃疡复发,但是患者常常不穿,尤其是在家里[45]。这是由于这些患者不知道在家也要穿,因此应该告知并鼓励患者持续穿着治疗性鞋袜[46]。还有一些患者不愿意穿治疗性鞋袜的原因是觉得鞋太笨重、脏,不易穿和脱,或者是宗教的原因。遇上这类情况,尽管目前缺乏证据,但可以给患者提供一双适合室内穿的减压鞋[45]。受制于昂贵的制作成本(因为制作需要用相对昂贵的仪器去测量赤足或者鞋内的足底压力),有减压作用的治疗性鞋袜费用较高。尽管如此,这些花费对于预防溃疡复发应该被认为有其正面意义。目前为止,还没有关于治疗性鞋袜性价比的研究。作者的观点是,如果能够降低50%的足溃疡发生风险,那么设计和测量足底压力制作鞋袜的性价比就很好。

需要注意的是,这个推荐只能在可以提供治疗性鞋袜和测定压力的中心进行。有些中心仅仅可以测定足底压力。对于这些病例,我们推荐用现有的理论知识去设计一些有减压作用的鞋袜。

治疗性鞋袜对于治疗糖尿病足溃疡的患者有效吗?

7.并不强行要求糖尿病患者使用传统或标准治疗性鞋袜去促进足底溃疡愈合。(强;低)

解 释

目前没有研究显示传统或标准治疗鞋袜可以促进神经性足底溃疡的愈合。在少量的研究中,足部鞋袜作为对照组,其减压效果不如其他减压装置[19]。

使用传统鞋袜或者标准治疗性鞋袜对于溃疡愈合的危害大于获益。与膝上的减压装置相比,患者可能更喜欢这种鞋,因为其便于行走。传统或者标准治疗鞋袜相对花费少,但是性价比目前还不清楚。

8.未伴有缺血、感染可控的糖尿病非足底溃疡患者,可通过鞋的调整、临时鞋袜、分趾器或其他矫形器减压以促进愈合。具体的使用请参考溃疡的类型与部位。(弱;低)

解 释

　　尽管非足底的溃疡也需要减少机械压力,但如何减少还没有证据支持。根据溃疡的位置,可以采用各种方法,包括调整鞋、临时鞋、分趾器或其他矫形器。临时鞋无需定制,可以调整标准鞋去预防其与溃疡的直接接触。

　　基于专家意见,作者认为这些方法获益大于危害(比如由于鞋袜和矫形器带来的危害)。患者也愿意使用这些方法去治疗非足底溃疡,价格花费也较低。

外科减压干预

外科减压可以有效预防糖尿病患者溃疡的初发和复发吗?

　　9.足底溃疡的糖尿病高危患者,当保守治疗失败时,可以考虑跟腱延长、关节矫形、单个或多个跖骨头截除、或者骨截除去预防足底溃疡的复发。(弱;低)

 解 释

　　一项低风险偏倚的 RCT 和几项非对照研究显示,跟腱延长术(ATL)可以促进前足难愈性溃疡愈合,并预防其复发[47-53]。与保守治疗相比,溃疡复发的风险分别在 7 个月后下降至 75%,两年后下降到 52%[47]。一项小型低风险偏倚的 RCT[54],两项回顾性队列研究[55,56],几项非对照研究[57-60]显示,单个或 5 个跖骨头截除可以预防溃疡复发。对照研究中显示,与保守治疗相比,溃疡复发的风险下降 61.1%~83.8%。两项小型高风险偏倚的回顾性队列研究和 3 项非对照研究显示,跖趾关节或趾间关节成形术后,溃疡复发率降低[61-65]。一项队列研究中显示,与保守治疗相比,溃疡复发的风险下降 83.6%。一项回顾性队列研究显示,骨截除术与保守治疗相比溃疡复发下降 60%,但是没有统计学意义,而一项非对照研究显示,骨截除术后无溃疡复发[66,67]。

　　虽然效应量较大, 但是以上每项外科干预仅有较少的对照研究来显示其有效性。而且这些外科干预只用于特定的患者,即经过积极的保守治疗且治疗无效,认为必须要进行改变骨结构的患者。而且,ATL 仅用于踝部背屈受限的患者。考虑到外科干预都是小型的对照研究,有较高的偏倚风险,我们认为本指导给出的证据级别是低。

　　外科减压技术可能导致的并发症和副作用有:感染,步态问题,急性夏科神经性骨关节病变和转移性溃疡[50,59,68]。一项研究显示,ATL 两年后足跟溃疡的风险是 13%,足跟压力增加 34%[47]。另外一项研究显示,患者经过 ATL 之后,出现足跟麻木,显著的足部背屈,平均 12 个月后足跟的溃疡率为 15%,然后进行随访显示,最高足跟溃疡率为 47%。这些情况(足跟麻木,显著踝部背屈及足跟溃疡)提示为禁忌证[50]。其他研究显示,ATL 后没有或很少出现足跟溃疡[51-53]。一项研究显示,单个跖骨头截除术后,平均 13.1 个月后,41% 的患者会出现转移性溃疡[59]。而另外两项研究发现,在 6 个月和 12 个月的随访后没有报道跖骨头截除术后有转移性溃疡发生[55,56]。糖尿病神经病变的患者,经过足或踝外科手术后,术后外科的感染率为 9.5%[69]。基于以上原因,尚不清楚获益是否大于不利。患者对这些方法所知无几,我们应该向患者说明,这些方法可以预防溃疡的发生,也会导致严重并发症。尽管一项研究显示外科经跖骨头截趾与保守的治疗花费相当[68],但是总体而言,外科手术的费用要高于保守治疗,性价比尚不知晓。

　　10.有槌状趾、存在诱发溃疡的体征或有足趾溃疡的糖尿病高危患者,保守治疗失败后,推荐足趾屈肌腱切断以预防足趾溃疡。(弱;低)

7项回顾性病例系列研究,对231位患者,平均随访时间为11~36个月发现,经皮足趾屈肌腱切断术可以有效预防足趾尖溃疡复发,复发率为0~20%[70-76]。其中4项研究还涵盖了足趾尖没有溃疡的患者。有58位患者,表现为即将出现溃疡(比如趾尖大量胼胝或有增厚的趾甲),但是在随访的11~31个月中,没有出现溃疡[71-74,76]。但是目前尚未见关于这种方法的对照研究。作者认为,进行这项操作可以预防有足趾溃疡前病变或溃疡的发生,但保守治疗无效的患者容易出现溃疡或溃疡复发。由于发病率低,且结果来自于愈合研究。所以本指导认为证据级别为低。

　　足趾屈肌腱切断术获益高于不利影响,且几乎没有并发症。当有溃疡前病变的患者保守治疗不能改善时,就可以选择足趾屈肌腱切断术。这项操作可以在门诊进行,不需要固定,对足的功能没有不良作用。不过,对这项操作的花费和性价比还没有被进行评估。

外科减压治疗可以促进糖尿病患者足底溃疡的愈合吗?

　　11.未伴有缺血、感染可控的糖尿病足底溃疡患者,经保守治疗失败后,推荐跟腱延长、关节矫形、单个或多个跖骨头截除或者骨截除以促进愈合。(弱;低)

　　一项低风险偏倚的RCT结果显示:在足部背屈活动范围降低的患者中,ATL联合TCC治疗比单独使用TCC治疗,患者足溃疡愈合率提高14%,愈合时间缩短29%[47]。四项回顾性非对照研究显示,经过ATL后,3个月后溃疡的愈合率为80%~95%[50-53]。一项低风险偏倚的RCT,两项回顾性队列研究和 6 项回顾性或前瞻性非对照研究显示:在足底跖骨头处存在神经性溃疡的患者中，与保守治疗相比,1 个或 5 个跖骨头截除术可以明显缩短溃疡的愈合时间,这些手术的患者,往往是保守治疗失败的患者[54-60,68,77]。对照研究显示,经过手术的患者,溃疡愈合率升高 21%[54],愈合时间缩短 29%~64%[54-56]。一项病例对照研究和队列研究显示,跖趾关节成形术联合 TCC,可以明显缩短趾间关节溃疡的愈合时间[61,62]。因此,对保守治疗无效的这些足底溃疡的患者,证据支持使用外科手术干预,这样可以缩短愈合时间(但愈合率并不满意)。由于每一项干预对照研究的数量有限,故证据质量是低。

这些外科手术的并发症包括术后感染、诱发夏科神经性骨关节病变、步态问题和转移性溃疡(详细见推荐 9)[50,59,68]。由于仅仅缩短了愈合时间,没有改善愈合率,所以获益是否大于风险尚不明了。患者在长期保守治疗(如膝上减压)失败后,愿意选择外科干预。尽管一项研究显示,外科经跖骨头截趾与保守的治疗花费相当[68],但外科手术的费用要高于保守治疗。

12.未伴有缺血、感染可控的糖尿病槌状趾合并足趾溃疡的患者,保守治疗失败后,推荐足趾屈趾肌腱切断以促进溃疡愈合。(弱;低)

解 释

7 项回顾性病例系列研究，对 231 位患者使用经皮足趾屈肌腱切断术来促进足趾溃疡愈合,92%~100% 的患者溃疡愈合，中位愈合时间为21~40 天,并发症还较低[70-76]。由于缺乏对照研究的证据,指导推荐在保守治疗无效时，糖尿病槌状趾合并足趾溃疡的患者可以选择足趾屈肌腱切断术。证据质量是低。

足趾屈肌腱切断术获益高于不利影响,且并发症少。患有足趾溃疡的患者如果保守治疗溃疡不愈合时,可以选择足趾屈肌腱切断术。这个操作可以在门诊进行,不需要制动,对足的功能没有不良作用。对这项操作的花费和性价比还没有进行评估。

其他减压手术

有其他减压技术可以预防糖尿病患者发生足溃疡吗?

13.未伴有缺血、感染可控的糖尿病神经性足溃疡患者,当其他形式的生物力学减压方式无法使用时,可考虑可折叠泡沫结合相应的鞋袜进行减压,以促进溃疡愈合。(弱;低)

一项高风险偏倚的 RCT,及一项回顾性队列研究显示,使用可折叠泡沫可以促进溃疡愈合。另一项 RCT 显示,术后使用可折叠泡沫与术后使用减压鞋相比,前者可以缩短愈合时间[78]。还有一项研究显示,短暂性治疗鞋袜与可折叠泡沫相比,患者的溃疡愈合率及愈合时间无差别[79]。可折叠泡沫可以放入外科鞋、促愈鞋或者步行夹板中,其促愈效果与 TCC 相当[35]。由于缺乏设计良好的对照研究,无法确定可折叠泡沫带来的附加作用,所以证据质量为低。

使用可折叠泡沫的获益大于不利影响,目前的研究未报道其有并发症出现。由于可折叠泡沫使用方便,不影响活动,所以受到患者青睐。尽管可折叠泡沫费用相对较低,但是需要频繁在鞋中放置和更换,放置可以交由患者或者家庭护士完成。此外,可折叠泡沫仅仅可以与合适的鞋袜、助行器及支具联合,不推荐单独使用。

争论点

1.许多临床减压研究干预后没有测定减压的程度。而这些测量的结果不仅有利于理解其减压用于预防及促进愈合的作用,而且改善预后。

2.TCC 不再是促进足底前部溃疡的金标准治疗方法[12,13]。预制的可拆卸助行器不拆卸时,显示和 TCC 有相似的结果[13]。这就改变了传统的减压理念,即 TCC 与其他方式的比较。现行的理念是将不可拆卸与可拆卸减压装置进行比较。这对于没有支具或者没有技术人员的地区有着积极影响。在这种情况下,只要正确使用预制的减压装置就可以了。

3.减压研究目前主要仍聚焦简单的神经性足底前侧的溃疡领域。减压治疗在常见的复杂的足底溃疡, 中足及后足溃疡的研究几乎没有数据[1,31]。复杂的溃疡需要先控制感染和缺血,然后再进行减压。或者当患者感染或缺血为轻度时进行减压治疗。目前急需进行高质量的复杂溃疡的减压研究。

4.患者的依从性对于足溃疡的预防和治疗非常重要。依从性差的患者其临床结局往往较差。对于治疗的依从性,无论研究还是临床实践,需要充分给予关注,从而提高依从性。

5.外科减压首先应用于治疗某些患者特定足溃疡的愈合,其次才是预防溃疡的复发。外科减压与传统的保守治疗相比,前者可以更加有效地预防溃疡复发和促进溃疡愈合,但应用和效果仍需关注。我们可以把外科干预焦点转移到其他方法, 这样减压治疗将主要用于预防溃疡发生而不是促进溃疡愈合。

6.没有发生过足溃疡的高危糖尿病患者,目前尚未被纳入鞋袜及减压研究的视野,也没有被临床实践纳入其中。一些研究显示,预防首次溃疡的获益不及其带来的危害,且花费巨大。由于事件的发生率相对较低,因此需要庞大的患者基数,对这些患者进行分类,再仔细进行评估,然后做出结论。

7.足部鞋袜和减压费用的报销有赖于关于其性价比的研究,但目前这方面研究薄弱。由于医疗成本的持续压力,有必要更多的关注性价比。

8.我们讨论的大部分干预方法来自于气候相对温和的经济发达国家的研究。一些干预可以推而广之,但在一些低收入地区,仍需要进行专业指导才能达到预防溃疡的发生和促进溃疡愈合的目的。同时,还要考虑这些地区的气候、资源,患者的依从性及治疗的有效性等。

参考文献

1. Prompers L, Huijberts M, Apelqvist J, et al. High prevalence of ischaemia, infection and serious comorbidity in patients with diabetic foot disease in Europe. Baseline results from the Eurodiale study. Diabetologia 2007; 50(1): 18–25.

2. Bakker K, Apelqvist J, Schaper NC, International Working Group on Diabetic Foot Editorial B. Practical guidelines on the management and prevention of the diabetic foot 2011. Diabetes/metabolism research and reviews 2012; 28 Suppl 1: 225–31.

3. Boulton AJM, Kirsner RS, Vileikyte L. Neuropathic diabetic foot ulcers. New England Journal of Medicine 2004; 351(1): 48–55+109.

4. Abbott CA, Carrington AL, Ashe H, et al. The North-West Diabetes Foot Care Study: incidence of, and risk factors for, new diabetic foot ulceration in a community-based patient cohort. Diabetic medicine: a journal of the British Diabetic Association 2002; 19(5): 377–84.

5. Pound N, Chipchase S, Treece K, Game F, Jeffcoate W.Ulcer-free survival following management of foot ulcers in diabetes. Diabetic medicine:a journal of the British Diabetic Association 2005; 22(10): 1306–9.

6. Bus SA, Waaijman R, Arts M, et al. Effect of custom-made footwear on foot ulcer recurrence in diabetes: a multicenter randomized controlled trial. Diabetes care 2013; 36(12): 4109–16.

7. Pham H, Armstrong DG, Harvey C, Harkless LB, Giurini JM, Veves A. Screening techniques to identify people at high risk for diabetic foot ulceration: a prospective multicenter trial. Diabetes care 2000; 23(5): 606–11.

8. Frykberg RG, Lavery LA, Pham H, Harvey C, Harkless L, Veves A. Role of neuropathy and high foot pressures in diabetic foot ulceration. Diabetes care 1998; 21(10): 1714–9.

9. Monteiro-Soares M, Boyko EJ, Ribeiro J, Ribeiro I, Dinis-Ribeiro M. Predictive factors for diabetic foot ulceration: a systematic review.Diabetes/metabolism research and reviews 2012; 28(7): 574–600.

10. Ahroni JH, Boyko EJ, Forsberg RC. Clinical correlates of plantar pressure among diabetic veterans. Diabetes care 1999; 22(6): 965–72.

11. Bus SA, Valk GD, van Deursen RW, et al. The effectiveness of footwear and offloading interventions to prevent and heal foot ulcers and reduce plantar pressure in diabetes: a systematic review. Diabetes/metabolism research and reviews 2008; 24 Suppl 1:S162-80.

12. Lewis J, Lipp A. Pressure-relieving interventions for treating diabetic foot ulcers. The Cochrane database of systematic reviews 2013; 1: Cd002302.

13. Morona JK, Buckley ES, Jones S, Reddin EA, Merlin TL. Comparison of the clinical effectiveness of different off-loading devices for the treatment of neuropathic foot ulcers in patients with diabetes: a systematic review and meta-analysis. Diabetes/metabolism research and reviews 2013; 29(3): 183-93.

14. Armstrong DG, Lavery LA, Wu S, Boulton AJ. Evaluation of removable and irremovable cast walkers in the healing of diabetic foot wounds: a randomized controlled trial. Diabetes care 2005; 28(3): 551-4.

15. Armstrong DG, Nguyen HC, Lavery LA, van Schie CH, Boulton AJ, Harkless LB. Offloading the diabetic foot wound: a randomized clinical trial. Diabetes care 2001; 24 (6): 1019-22.

16. Faglia E, Caravaggi C, Clerici G, et al. Effectiveness of removable walker cast versus nonremovable fiberglass off-bearing cast in the healing of diabetic plantar foot ulcer: a randomized controlled trial. Diabetes care 2010; 33(7): 1419-23.

17. Piaggesi A, Macchiarini S, Rizzo L, et al. An off-the-shelf instant contact casting device for the management of diabetic foot ulcers: a randomized prospective trial versus traditional fiberglass cast. Diabetes care 2007; 30(3): 586-90.

18. Caravaggi C, Sganzaroli A, Fabbi M, et al. Nonwindowed nonremovable fiberglass offloading cast versus removable pneumatic cast (AircastXP Diabetic Walker) in the treatment of neuropathic noninfected plantar ulcers: a randomized prospective trial. Diabetes care 2007; 30(10): 2577-8.

19. Mueller MJ, Diamond JE, Sinacore DR, et al. Total contact casting in treatment of diabetic plantar ulcers. Controlled clinical trial. Diabetes care 1989; 12(6): 384-8.

20. Van De Weg FB, Van Der Windt DA, Vahl AC. Wound healing: total contact cast vs. custom-made temporary footwear for patients with diabetic foot ulceration. Prosthetics and orthotics international 2008; 32(1): 3-11.

21. Caravaggi C, Faglia E, De Giglio R, et al. Effectiveness and safety of a nonremovable fiberglass off-bearing cast versus a therapeutic shoe in the treatment of neuropathic foot ulcers: a randomized study. Diabetes care 2000; 23(12): 1746-51.

22. Gutekunst DJ, Hastings MK, Bohnert KL, Strube MJ, Sinacore DR. Removable cast walker boots yield greater forefoot off-loading than total contact casts. Clinical biome-

chanics (Bristol, Avon) 2011; 26(6): 649–54.

23. Agas CM, Bui TD, Driver VR, Gordon IL. Effect of window casts on healing rates of diabetic foot ulcers. Journal of wound care 2006; 15(2):80–3.

24. Ha Van G, Siney H, Hartmann-Heurtier A, Jacqueminet S, Greau F, Grimaldi A. Nonremovable, windowed, fiberglass cast boot in the treatment of diabetic plantar ulcers: efficacy, safety, and compliance. Diabetes care 2003; 26(10): 2848–52.

25. Katz IA, Harlan A, Miranda-Palma B, et al. A randomized trial of two irremovable off-loading devices in the management of plantar neuropathic diabetic foot ulcers. Diabetes care 2005; 28(3): 555–9.

26. Wukich DK, Motko J. Safety of total contact casting in high-risk patients with neuropathic foot ulcers. Foot&ankle international /American Orthopaedic Foot and Ankle Society [and] Swiss Foot and Ankle Society 2004; 25(8): 556–60.

27. Nabuurs-Franssen MH, Huijberts MS, Sleegers R, Schaper NC. Casting of recurrent diabetic foot ulcers: effective and safe? Diabetes care 2005; 28(6): 1493–4.

28. Prompers L, Huijberts M, Apelqvist J, et al. Delivery of care to diabetic patients with foot ulcers in daily practice: results of the Eurodiale Study, a prospective cohort study. Diabetic medicine:a journal of the British Diabetic Association 2008; 25(6): 700–7.

29. Wu SC, Jensen JL, Weber AK, Robinson DE, Armstrong DG. Use of pressure offloading devices in diabetic foot ulcers: do we practice what we preach? Diabetes care 2008; 31(11): 21 18–9.

30. Fife CE, Carter MJ, Walker D. Why is it so hard to do the right thing in wound care? Wound repair and regeneration:official publication of the Wound Healing Society [and] the European Tissue Repair Society 2010; 18(2): 154–8.

31. Nabuurs-Franssen MH, Sleegers R, Huijberts MS, et al. Total contact casting of the diabetic foot in daily practice: a prospective follow-up study. Diabetes care 2005; 28 (2): 243–7.

32. Armstrong DG, Lavery LA, Kimbriel HR, Nixon BP, Boulton AJ. Activity patterns of patients with diabetic foot ulceration: patients with active ulceration may not adhere to a standard pressure off-loading regimen. Diabetes care 2003; 26(9): 2595–7.

33. Dumont IJ, Lepeut MS, Tsirtsikolou DM, et al. A proof-of-concept study of the effectiveness of a removable device for offloading in patients with neuropathic ulceration of the foot: The Ransart boot. Diabetic Medicine 2009; 26(8): 778–82.

34. Dumont IJ, Tsirtsikolou DM, Lepage M, et al. The Ransart boot–an offloading device for every type of diabetic foot ulcer? EWMA Journal 2010; 10(2): 46–50.

35. Birke JA, Pavich MA, Patout Jr CA, Horswell R. Comparison of forefoot ulcer healing using alternative off-loading methods in patients with diabetes mellitus. Advances in

skin&wound care 2002; 15(5): 210–5.

36. Chantelau E, Breuer U, Leisch AC, Tanudjaja T, Reuter M. Outpatient treatment of unilateral diabetic foot ulcers with 'half shoes'. Diabetic medicine:a journal of the British Diabetic Association 1993; 10(3): 267–70.

37. Hissink RJ, Manning HA, van Baal JG. The MABAL shoe, an alternative method in contact casting for the treatment of neuropathic diabetic foot ulcers. Foot&ankle international / American Orthopaedic Foot and Ankle Society [and] Swiss Foot and Ankle Society 2000; 21(4): 320–3

38. Rizzo L, Tedeschi A, Fallani E, et al. Custom–made orthesis and shoes in a structured follow-up program reduces the incidence of neuropathic ulcers in high-risk diabetic foot patients. The international journal of lower extremity wounds 2012;11(1): 59–64.

39. Lavery LA, LaFontaine J, Higgins KR, Lanctot DR, Constantinides G. Shear–reducing insoles to prevent foot ulceration in high-risk diabetic patients. Advances in skin&wound care 2012; 25(11): 519–24; quiz 25–6.

40. Scire V, Leporati E, Teobaldi I, Nobili LA, Rizzo L, Piaggesi A. Effectiveness and safety of using Podikon digital silicone padding in the primary prevention of neuro-pathic lesions in the forefoot of diabetic patients. Journal of the American Podiatric Medical Association 2009; 99(1):28–34.

41. Apelqvist J, Larsson J, Agardh CD. The influence of external precipitating factors and peripheral neuropathy on the development and outcome of diabetic foot ulcers. The Journal of diabetic complications 1990; 4(1): 21–5.

42. Ulbrecht JS, Hurley T, Mauger DT, Cavanagh PR. Prevention of Recurrent Foot Ulcers With Plantar Pressure-Based In-Shoe Orthoses: The CareFUL Prevention Multicenter Randomized Controlled Trial. Diabetes care 2014; 37(7): 1982–9.

43. Uccioli L, Faglia E, Monticone G, et al. Manufactured shoes in the prevention of diabetic foot ulcers. Diabetes care 1995; 18(10): 1376–8.

44. Reiber GE, Smith DG, Wallace C, et al. Effect of therapeutic footwear on foot reulceration in patients with diabetes: a randomized controlled trial. JAMA:the journal of the American Medical Association 2002; 287(19): 2552–8.

45. Waaijman R, Keukenkamp R, de Haart M, Polomski WP, Nollet F, Bus SA. Adherence to wearing prescription custom-made footwear in patients with diabetes at high risk for plantar foot ulceration. Diabetes care 2013; 36(6): 1613–8.

46. Arts ML, de Haart M, Bus SA, Bakker JP, Hacking HG, Nollet F Perceived usability and use of custom-made footwear in diabetic patients at high risk for foot ulceration. Journal of rehabilitation medicine 2014; 46(4): 357–62.

47. Mueller MJ, Sinacore DR, Hastings MK, Strube MJ, Johnson JE. Effect of Achilles

tendon lengthening on neuropathic plantar ulcers. A randomized clinical trial. The Journal of bone and joint surgery American volume 2003; 85–a(8): 1436–45.

48. Colen LB, Kim CJ, Grant WP, Yeh JT, Hind B. Achilles tendon lengthening: friend or foe in the diabetic foot? Plastic and reconstructive surgery 2013; 131(1):37e–43e.

49. Cunha M, Faul J, Steinberg J, Attinger C. Forefoot ulcer recurrence following partial first ray amputation: the role of tendo -achilles lengthening. Journal of the American Podiatric Medical Association 2010; 100(1): 80–2.

50. Holstein P, Lohmann M, Bitsch M, Jorgensen B. Achilles tendon lengthening, the panacea for plantar forefoot ulceration? Diabetes/metabolism research and reviews 2004; 20 Suppl 1:S37–40.

51. Lee TH, Lin SS, Wapner KL. Tendo-Achilles lengthening and total contact casting for plantar forefoot ulceration in diabetic patients with equinus deformity of the ankle. Operative Techniques in Orthopaedics 1996; 6(4): 222–5.

52. Laborde JM. Neuropathic plantar forefoot ulcers treated with tendon lengthenings. Foot & Ankle International 2008; 29(4): 378–84.

53. Laborde JM. Midfoot ulcers treated with gastrocnemius-soleus recession. Foot&ankle international /American Orthopaedic Foot and Ankle Society [and] Swiss Foot and Ankle Society 2009; 30(9): 842–6.

54. Piaggesi A, Schipani E, Campi F, et al. Conservative surgical approach versus non–surgical management for diabetic neuropathic foot ulcers: a randomized trial. Diabetic Medicine 1998; 15(5): 412–7.

55. Armstrong DG, Fiorito JL, Leykum BJ, Mills JL. Clinical efficacy of the pan metatarsal head resection as a curative procedure in patients with diabetes mellitus and neuropathic forefoot wounds. Foot&ankle specialist 2012; 5(4): 235–40.

56. Armstrong DG, Rosales MA, Gashi A. Efficacy of fifth metatarsal head resection for treatment of chronic diabetic foot ulceration. Journal of the American Podiatric Medical Association 2005; 95(4): 353–6.

57. Giurini JM, Basile P, Chrzan JS, Habershaw GM, Rosenblum BI. Panmetatarsal head resection. A viable alternative to the transmetatarsal amputation. Journal of the American Podiatric Medical Association 1993; 83(2): 101–7.

58. Griffiths GD, Wieman TJ. Metatarsal head resection for diabetic foot ulcers. Archives of surgery (Chicago, III:1960) 1990; 125(7): 832–5.

59. Molines-Barroso RJ, Lazaro-Martinez JL, Aragon-Sanchez J, Garcia-Morales E, Benefit-Montesinos JV, Alvaro-Afonso FJ. Analysis of transfer lesions in patients who underwent surgery for diabetic foot ulcers located on the plantar aspect of the metatarsal heads. Diabetic Medicine 2013; 30(8): 973–6.

60. Petrov O, Pfeifer M, Flood M, ChagaresW, Daniele C. Recurrent plantar ulceration following pan metatarsal resection. Journal of Foot & Ankle Surgery 1996; 35(6): 573.

61. Armstrong DG, Lavery LA, Vazquez JR, et al. Clinical efficacy of the first metatarsophalangeal joint arthroplasty as a curative procedure for hallux interphalangeal joint wounds in patients with diabetes. Diabetes care 2003; 26(12): 3284–7.

62. Lin SS, Bono CM, Lee TH. Total contact casting and Keller arthoplasty for diabetic great toe ulceration under the interphalangeal joint. Foot& ankle international / American Orthopaedic Foot and Ankle Society [and] Swiss Foot and Ankle Society 2000; 21(7): 588–93.

63. Downs DM, Jacobs RL. Treatment of resistant ulcers on the plantar surface of the great toe in diabetics. The Journal of bone and joint surgery American volume 1982; 64(6): 930–3.

64. Johnson JE, Anderson SA. One stage resection and pin stabilization of first metatarsophalangeal joint for chronic plantar ulcer with osteomyelitis. Foot&ankle international / American Orthopaedic Foot and Ankle Society [and] Swiss Foot and Ankle Society 2010; 31(11): 973–9.

65. Kim JY, Kim TW, Park YE, Lee YJ. Modified resection arthroplasty for infected non-healing ulcers with toe deformity in diabetic patients. Foot &ankle international / American Orthopaedic Foot and Ankle Society [and] Swiss Foot and Ankle Society 2008; 29(5): 493–7.

66. Vanlerberghe B, Devemy F, Duhamel A, Guerreschi P, Torabi D. [Conservative surgical treatment for diabetic foot ulcers under the metatarsal heads. A retrospective case-control study]. Annales de chirurgie plastique et esthetique 2014; 59(3): 161–9.

67. Fleischli JE, Anderson RB, Davis WH. Dorsiflexion metatarsal osteotomy for treatment of recalcitrant diabetic neuropathic ulcers. Foot&ankle international / American Orthopaedic Foot and Ankle Society [and] Swiss Foot and Ankle Society 1999; 20(2): 80–5.

68. Wieman TJ, Mercke YK, Cerrito PB, Taber SW. Resection of the metatarsal head for diabetic foot ulcers. American journal of surgery 1998; 176(5): 436–41.

69. Wukich DK, McMillen RL, Lowery NJ, Frykberg RG. Surgical site infections after foot and ankle surgery: a comparison of patients with and without diabetes. Diabetes care 2011; 34(10): 2211–3.

70. Kearney TP, Hunt NA, Lavery LA. Safety and effectiveness of flexor tenotomies to heal toe ulcers in persons with diabetes. Diabetes research and clinical practice 2010; 89(3): 224–6.

71. Laborde JM. Neuropathic toe ulcers treated with toe flexor tenotomies. Foot&ankle in-

ternational /American Orthopaedic Foot and Ankle Society [and] Swiss Foot and Ankle Society 2007; 28(11): 1160–4.

72. Rasmussen A, Bjerre-Christensen U, Almdal TP, Holstein P Percutaneous flexor tenotomy for preventing and treating toe ulcers in people with diabetes mellitus. Journal of tissue viability 2013; 22(3): 68–73.

73. Schepers T, Berendsen HA, Oei IH, Koning J. Functional outcome and patient satisfaction after flexor tenotomy for plantar ulcers of the toes. The Journal of foot and ankle surgery:official publication of the American College of Foot and Ankle Surgeons 2010; 49(2): 119–22.

74. Tamir E, McLaren AM, Gadgil A, Daniels TR. Outpatient percutaneous flexor tenotomies for management of diabetic claw toe deformities with ulcers: a preliminary report. Canadian journal of surgery Journal canadien de chirurgie 2008; 51(1): 41–4.

75. Tamir E, Vigler M, Avisar E, Finestone AS. Percutaneous tenotomy for the treatment of diabetic toe ulcers. Foot&ankle international/ American Orthopaedic Foot and Ankle Society [and] Swiss Foot and Ankle Society 2014; 35(1): 38–43.

76. van Netten JJ, Bril A, van Baal JG. The effect of flexor tenotomy on healing and prevention of neuropathic diabetic foot ulcers on the distal end of the toe. Journal of foot and ankle research 2013; 6(1): 3.

77. Patel VG, Wieman TJ. Effect of metatarsal head resection for diabetic foot ulcers on the dynamic plantar pressure distribution. American journal of surgery 1994; 167(3): 297–301.

78. Zimny S, Schatz H, Pfohl U. The effects of applied felted foam on wound healing and healing times in the therapy of neuropathic diabetic foot ulcers. Diabetic medicine:a journal of the British Diabetic Association 2003; 20(8): 622–5.

79. Nube VL, Molyneaux L, Bolton T, Clingan T, Palmer E, Yue DK. The use of felt deflective padding in the management of plantar hallux and forefoot ulcers in patients with diabetes. Foot 2006; 16(1): 38–43.

第五章　IWGDF 关于糖尿病足溃疡伴有周围动脉疾病的诊断、预防及处理的指导

R. J. Hinchliffe[1], J. R. W. Brownrigg[1], J. Apelqvist[2], E. J. Boyko[3], R. Fitridge[4],J. L. Mills[5], J. Reekers[6], C. P. Shearman[7], R. E. Zierler[8], N. C. Schaper[9]; on behalf of the International Working Group on the Diabetic Foot (IWGDF)

推荐要点

诊断

1.糖尿病患者每年应进行一次关于周围动脉疾病(PAD)的检查,至少需要询问病史并触摸足部动脉(GRADE 评价系统:强,证据质量:低)。

2.要对糖尿病足溃疡伴有 PAD 的患者进行评估。检查包括:踝部或足背多普勒动脉波形，测量双侧踝部收缩压及双侧踝肱指数(ABI)(强;低)。

3.推荐使用床旁非侵袭性检查去排除 PAD,但各种床旁非侵袭性检查各有优劣,应该综合考虑。ABI 指数(<0.9,则考虑异常)可以有效用于

Institutions

[1] St George's Vascular Institute, St George's Healthcare NHS Trust, London, UK,

[2] Department of Endocrinology, University Hospital of Malmö, Sweden

[3] Seattle Epidemiologic Research and Information Centre–Department of Veterans Affairs Puget Sound Health Care System and the University of Washington, Seattle, WA, USA.

[4] Vascular Surgery, The University of Adelaide, Adelaide, South Australia, Australia

[5] SALSA (Southern Arizona Limb Salvage Alliance), University of Arizona Health Sciences Center, Tucson, Arizona, USA

[6] Department of Vascular Radiology, Amsterdam Medical Centre, The Netherlands

[7] Department of Vascular Surgery, University Hospital Southampton NHS Foundation Trust, UK

[8] Department of Surgery, University of Washington, Seattle, Washington, USA

[9] Div. Endocrinology, MUMC+, CARIM and CAPHRI Institute, Maastricht, The Netherlands

Address of correspondece

Mr Robert J. Hinchliffe MD, FRCS, Reader/Consultant in Vascular Surgery, St George's Vascular Institute 4th Floor, St James Wing St George's University Hospitals NHS Foundation Trust, Blackshaw Road, London SW17 0QT email: rhinchli@sgul.ac.uk

检查 PAD。ABI 指数范围在 0.9~1.3 之间,趾肱指数(TBI)≥0.75,足背动脉多普勒波形表现为三相波时可以排除大部分 PAD。(强;低)

预后

4.糖尿病足溃疡合并 PAD 的患者没有特异性的症状和体征。然而简单的床旁的检测可以帮助患者及医务人员去预测溃疡愈合。以下任意一种检测,至少能增加 25% 的愈合的前期概率:皮肤灌注压≥40mmHg,足趾压≥30mmHg,TcPO$_2$≥25mmHg。(强,中)

5.当患者足趾压<30mmHg 或 TcPO$_2$<25mmHg 时,应考虑马上进行血管成像及血管再通治疗。(强,低)

6.如果患者在进行 6 周的充分治疗后,溃疡仍没有得到改善,这时不用再考虑床旁检测的结果,而应进行血管成像及血管再通治疗。(强;低)

7.糖尿病微血管病变不应该视为患者足部创面不愈合的原因。(强;低)

8.患者踝动脉压<50mmHg,或 ABI <0.5,要考虑血管成像及血管再通治疗。(强,中)

治疗

9. 彩色多普勒超声、CT 血管成像、MR 血管成像或腔内数字减影成像,都可以为下肢血管再通提供解剖信息。需要评估整个下肢动脉循环,膝下及足背动脉评估要尤其详细。(强;低)

10.血管再通的目的是恢复至少一条足部血管,优先选择在解剖上负责该创面血运的动脉。手术完成后必须达到以下目标:皮肤灌注压≥40mmHg,足趾压≥30mmHg,TcPO$_2$≥25mmHg。(强;低)

11.糖尿病足的治疗中心应该拥有能及时诊断和治疗 PAD 的专业化人员,并可以进行血管腔内技术和外科旁路手术。(强;低)

12.没有充分证据证实再血管化的哪种方法更有优势。具体选择哪种方案应该是多学科的团队根据患者 PAD 的程度、自体静脉的情况、患者的并发症,以及当地的经验水平等因素综合考虑。(强;低)

13.糖尿病足溃疡的患者经过血管再通以后,仍然要进行多学科团队的治疗。(强;低)

14.患者有 PAD 和足部感染的体征,将很大程度上增加大截肢的风险,需要紧急处理。(强;中)

15.对于风险/效益比差、成功概率低的患者,应避免行血管开通手术。(强;低)

16.所有糖尿病和缺血性足溃疡的患者,均应该接受积极的心血管危险因素管理,包括戒烟、降压和处方他汀类药物以及小剂量的阿司匹林或氯吡格雷。(强;低)

引言

周围动脉疾病

周围动脉疾病(PAD)在糖尿病患者中比较常见,大约一半的糖尿病足患者同时患有 PAD[1-3]。PAD 在文献中定义各异,本指导的定义为腹股沟平面以下的动脉粥样硬化闭塞,导致下肢的血流减少。股髂动脉病变不在本指导中讨论,因为股浅动脉的病变在糖尿病和非糖尿病患者之间没有差别。糖尿病患者与非糖尿病患者的区别主要是股动脉以下血管特点、治疗手段及结果。从糖尿病足溃疡患者中识别 PAD 非常重要,因为合并 PAD 会导致临床结局更差,比如溃疡愈合更慢、下肢截肢、引起心血管事件甚至死亡[4,5]。PAD 在糖尿病患者中的诊断是一个挑战,因为它们常常缺乏典型的症状,如间歇性跛行、静息性疼痛,甚至在严重组织缺损时也没有症状[1,6,7]。糖尿病足溃疡患者通常伴有动脉钙化[8-10]、足部感染、水肿、周围神经病变,而这些对于 PAD 的诊断检测方法有不利的影响。

危险因素和干预

　　一旦临床确诊PAD，就要考虑其对于溃疡愈合的影响和导致截肢的风险。对于每一位患者，临床医生要斟酌动脉灌注不足的严重性及灌注后带来的好处，这样才有利于感染的控制、创面的愈合以及避免截肢[11]。影响血流的因素如下：感染、组织缺损的程度、行走时不正常的力学压力。血管再通有许多目标：如促进创面愈合、帮助控制感染，避免或者限制截肢平面。但是目前还不清楚哪些糖尿病足溃疡合并PAD的患者会在血管再通以后最大获益。而且，目前对患者进行腔内治疗或者外科搭桥，这两种血管再通的方法如何正确选择还存在争论。

建议

　　这份指导由IWGDF的专家委员会起草，然后由编辑委员会的成员进行总结、修改，并最终通过。指导基于三项关于糖尿病足溃疡合并PAD的诊断、进展和治疗（腔内治疗或旁路手术）系统评价[12-14]。对于这些问题，作者提供了推荐要点和解释，并根据GRADE系统进行汇报。部分要点并非来自系统评价（比如PAD诊断时病史的采集及PAD的内科处理），而是基于专家的观点和文献。

　　※在编写临床指南的过程中，推荐是依据GRADE系统对证据进行分级[37]。在指导中，一些系统评价中的大量旧数据由于不一致、不直接、不准确，导致我们不能进行计算和评估。所以需要进行证据质量的充分评估。评估证据的质量包括研究的风险偏倚、效应量、专家的意见。证据的级别分为"高""中""低"。推荐的强度分为"强"和"弱"。是基于证据的质量，获益与风险的平衡，患者的价值及依从性，费用（资源的利用）。本指导在每个推荐后面都附有注释。

诊断

臨床医生应该根据糖尿病患者的哪些症状和体征去确认或者排除PAD?

1.糖尿病患者每年应进行一次关于周围动脉疾病(PAD)的检查,至少需要询问病史并触摸足部动脉。(GRADE 评价系统:强推荐;证据质量:低)。

2.要对糖尿病足溃疡伴有 PAD 的患者进行评估。检查包括:踝部或足背多普勒动脉波形,测量双侧踝部收缩压及双侧踝肱指数(ABI)。(强;低)

上述推荐和国际上其他的糖尿病指南一致,建议糖尿病患者一年进行一次 PAD 筛查[15]。除了足部动脉搏动消失,下肢发凉、股动脉血管杂音和静脉充盈时间减慢也提示患者患有PAD[16]。在近期的系统评价中指出,PAD 的症状和体征,如跛行、动脉搏动消失和低的 ABI,可以作为将会发生足溃疡的预测因子[17]。糖尿病患者伴有 PAD 的体征时,应该由专业的糖尿病足团队人员进行常规基本检查。而且,有 PAD 的患者心血管事件的风险也会增加,医务人员有必要向患者解释[18]。

如上所述,50%以上的糖尿病足溃疡的患者合并有PAD,这些患者的溃疡可能难以愈合,并且增加下肢缺失的风险。由于用糖尿病足溃疡患者的症状和临床查体作为数据难以做到精确,不建议用上述方法确认 PAD。同时,糖尿病足溃疡患者 PAD 的评估和没有足溃疡的患者(完整的足)评估 PAD 的方法不用加以区别。糖尿病足溃疡使患者识别出 PAD 后,制订优化足溃疡的治疗方案并采取减轻心血管风险的措施非常重要[20]。当患者诊断为 PAD 后,应该告知其足溃疡的风险增加。

> **对于临床症状不典型的 PAD 患者,无论单独检测还是联合检测,哪些"床旁"检测可以诊断或者排除 PAD?**

3.推荐使用床旁非侵袭性检查去排除 PAD,但各种床旁非侵袭性检查各有利弊,应该综合考虑。ABI 指数(<0.9 考虑异常)可以有效用于检查PAD。ABI 在 0.9~1.3 之间,趾肱指数(TBI)≥0.75,足背动脉多普勒波形表现为三相波时,可以排除大部分 PAD。(强;低)

尽管病史及临床查体可以提示糖尿病足患者合并有 PAD,但它们的敏感性太低而不能排除 PAD。例如,部分医生即使者存在下肢动脉缺血,仍然可以摸到足背动脉,容易产生误导[21]。因此,这些患者应该进行更客观的评价。正如系统评价中讨论的,ABI(<0.9)是对于症状不典型且没有周围神经病变的糖尿病患者 PAD 筛查的一项有用的测试。要注意的是,周围神经病变的下肢动脉内壁钙化,会导致血管僵硬、ABI 升高,容易误导结果。但是内膜的钙化不会引起动脉狭窄和血流降低[8,9,18]。因此,要排除动脉不能被压缩的患者(ABI>1.3),这些伴有下肢缺血的患者预后更差。许多文献提出,这时 ABI 不用于诊断 PAD[12,22]。对于缺乏 PAD 症状的患者,用便携式多普勒仪进行三相多普勒动脉波形检测 PAD 会提供更充分的证据。用 TBI 进行检测,如果 TBI≥0.75,则不认为有 PAD[12]。和 ABI的影响因素一样,当存在足趾内膜钙化,足趾压力也会假性升高。接受过培训的医务人员可以进行这些标准化床旁操作。对糖尿病患者,哪种非侵袭性方法最适用于检测 PAD,证据还不足。医务人员应该意识到每种方法的局限性,根据当地情况,进行单独或者联合方法去检测 PAD。

预后

在糖尿病足溃疡的患者中,哪些症状、体征、PAD 的床旁检测或者降低的灌注,哪些水平的异常,可以预测溃疡的愈合?

　　4.糖尿病足溃疡合并 PAD 的患者没有特异性的症状和体征。然而下面简单的床旁检测可以帮助患者及医务人员去预测溃疡愈合。以下任意一种检测,能至少增加 25% 的愈合的验前概率:皮肤灌注压 $\geqslant$ 40mmHg,足趾压 $\geqslant$ 30mmHg,TcPO$_2$ $\geqslant$ 25mmHg。(强;中)

　　5.当患者足趾压<30mmHg 或 TcPO$_2$<25mmHg 时,应考虑马上进行血管成像及血管再通治疗。(强;低)

　　6.如果患者在进行 6 周的充分治疗后,溃疡仍没有得到改善,这时不用再考虑床旁检测的结果,而应进行血管成像及血管再通治疗。(强;低)

　　7.糖尿病微血管病变不应该视为患者足部创面不愈合的原因。(强;低)

解 释

　　在本指导的系统评价中,最有效的预测糖尿病足溃疡愈合的指标是:皮肤灌注压 $\geqslant$ 40mmHg,足趾压 $\geqslant$ 30mmHg,TcPO$_2$ $\geqslant$ 25mmHg[13]。这些指标均可以把溃疡的验前概率增加至少 25%。由于 PAD 的分布程度、严重性及症状的变化很大,单一仅凭一种检测方法不能精确的预测其预后。根据 PAD 的特点去解释糖尿病足溃疡创面能否愈合目前还非常缺乏有力的文献支持。而且预测创面愈合非常复杂,除了要考虑 PAD 情况以外,还要考虑组织的缺失、感染、溃疡的生物力学压力和并发症,如心力衰竭和终末期肾病[23]。因此创面愈合与灌注缺陷的严重程度、足部的其他特点及患者本身相关。除此之外,愈合的机会还与溃疡创面的护理有关,重要性同样不言而喻。

依据单变量分析文献的结果,PAD 测量的结果全部可以由其验前概率来解释。当患者足趾压<30mmHg 或 TcPO$_2$<25mmHg 时,应考虑马上进行血管成像及血管再通治疗。如果 PAD 患者还有感染或大面积的溃疡这些不利于愈合的因素,也应该及时进行血管成像及血管再通治疗[24]。要注意的是, 由于技术原因, 糖尿病足患者得到合适治疗后如果创面仍不愈合,即使上述检查和预后判断数据正常,仍不能轻易排除 PAD 是导致溃疡不愈合的原因。因此需要进行血管成像,来确定这些患者是否可以从血管再通中获益。一项研究发现,4 周时间足够对患者单纯的神经性溃疡愈合程度进行评价[25]。另一项观察研究发现,早期进行血管再通(8 周内),可以很好地促进糖尿病缺血性溃疡的愈合[26]。因此,我们建议神经缺血性糖尿病足患者,如果经过 6 周的治疗,明确不是因为其他原因导致创面不愈合,则应该进行血管成像及血管再通。过去认为,糖尿病微血管病变是导致创面不愈合的重要因素。但是目前没有证据支持这个观点。PAD 不仅可以导致下肢灌注不足进而水肿、感染,还可以导致组织缺氧,这些都应该给予相应的治疗[28,29]。

糖尿病足溃疡患者中,哪些症状、体征及床旁测试的结果,达到什么水平就可以帮助医务人员预测今后可能发生大截肢的风险?

8.患者踝动脉压<50mmHg 或 ABI<0.5 时,要考虑血管成像及血管再通治疗。(强;中)

与溃疡愈合相比,对患者早期进行血管成像和血管再通去挽救肢体,可以精确的预测大截肢的风险。预测大截肢的检测结果如下:踝动脉压<50mmHg;足趾荧光斜向下(吲哚菁绿色荧光成像)[30];最有效的是联合测试,踝动脉压<50mmHg 和 ABI<0.5。而且,每一项试验结果呈阳性都会把

验前概率提高至少 25%。踝动脉压和 ABI 联合可以提高 40%左右。在本
指导的系统评价中,尚没有找到充足的证据,证明哪种水平的 $TcPO_2$ 可以
用于预测大截肢。大截肢由于影响因素较多,很难进行预测。目前没有一
种测试能够成为预测大截肢的最佳指标(即阳性似然比大于 10)。进行大
截肢前,不仅要考虑灌注进行再血管化,还要考虑其他的因素。

治疗

什么时间进行再血管化,哪种影像学方法可以用于获得解剖学信息?

9.彩色多普勒超声、CT 血管成像、MR 血管成像或腔内数字减影成
像,都可以给下肢血管再通提供解剖信息。整个下肢动脉循环需要评估,
膝下及足背动脉评估要尤其详细。(强;低)

解 释

选择哪种方法对患者进行下肢血管再通是复杂的, 需要先做恰当的
血管成像作为指导。除了临床查体之外,关于下肢动脉的解剖学信息、动
脉狭窄及闭塞情况也都要在血管再通之前弄清楚。要获得膝下动脉及足
背动脉的详细的血管信息,对于糖尿病患者,获得足背动脉循环的详细信
息更为重要。目前检查糖尿病患者下肢动脉的技术有超声多普勒、MR 成
像、CT 成像和数字减影。每种技术各有优缺点及其禁忌证,详见本工作组
的"进展报告"[27]。医务人员应该了解这些技术及其局限性。具体使用哪种
技术取决于患者是否禁忌、当地的资源及经验。

糖尿病足溃疡合并 PAD 的患者,进行动脉腔内治疗和开放的外科手术的目的、结果和并发症是什么?

10.血管再通的目的是恢复至少一条足部血管,优先选择在解剖上负责该创面的血运的动脉。手术完成后必须达到以下目标:皮肤灌注压≥40mmHg,足趾压≥30mmHg,$TcPO_2$≥25mmHg。(强;低)

下肢血管再通的目的是使用一条最好的血管去供应足部血流[18]。近期的病例系列试图去证明足溃疡区域的血管再通以后,能否加快溃疡愈合或预防截肢。根据这个理论,足部能被划分为多个三维立体的区域,称为血管供应区,每个区域有自己的供应血管。溃疡所在区域供应血管血流的再通的效果要好于邻近的血管供应区血管再通的效果[31]。但是令人遗憾的是,这些病例中大部分的结果存在入选混杂偏移,也没有去校正溃疡的病程和严重性[14,32]。对于使用血管供应区直接进行血管再通,在日常临床实践的可行性及效果尚不完善。不过,任何理论、方法,只要能够改善溃疡解剖部位的血供,就应给予尝试和研究。

11.治疗糖尿病足的中心应该拥有能及时诊断和治疗 PAD 的专业化人员,并可以进行血管腔内技术和外科旁路手术。(强;低)

12.没有充分证据证实哪种再血管化的方法更优。具体选择哪种方案应该是多学科的团队根据患者 PAD 的程度、自体静脉的情况、患者的并发症,以及当地的经验水平等因素综合考虑。(强;低)

13.糖尿病足溃疡患者经过血管再通以后,仍然要进行多学科团队的治疗。(强;低)

患有 PAD 及糖尿病足溃疡的自然病程尚没有准确的定义。但是有两项研究报告的结果是：糖尿病患者合并下肢缺血，如果不进行血管再通，1年后肢体的挽救率为 50%[5,33]。进行血管再通之后，许多研究报告 1 年后肢体的挽救率达到 80%~85%，溃疡的愈合率大于 60%[14]。由于患者的入选标准不同、病例队列定义欠佳及含有很多混杂因素，所以糖尿病足患者伴有严重 PAD 的血管再通（包括腔内治疗或者搭桥手术）的证据质量往往较低。在本指导的系统评价中，血管腔内治疗和搭桥手术两者在溃疡的愈合、截肢及并发症方面结果相似[14]。一些专家推荐血管腔内治疗要优于外科搭桥。但目前尚没有发表的文献支持。究竟如何从两者中选择，还要综合考虑当地的条件、医生的经验和 PAD 的血管特点[27]。开放手术联合腔内手术也在不断增加，患者应该就诊于能同时进行这两项操作的医学中心。具体方案的选择要看病变的长度、自体静脉的可用性和患者的伴发症。患者和血管外科专家进行讨论后，才能确定具体采用哪种方案。

　　在许多研究中，糖尿病合并缺血性溃疡的患者在进行血管再通的围术期死亡率不足 5%。但围术期的全身并发症死亡率为 10%，原因可能是患者全身状态不好[14]。糖尿病合并终末期肾病的患者临床结局更差，围术期的死亡率是 5%，1 年后的死亡率达到 40% 左右[14]。尽管如此，这些患者 1 年的肢体挽救率也能达到 70%[14]。血管再通仅仅是糖尿病足溃疡治疗的一部分，同时还要处理感染、清创、生物力学减压、控制血糖及并发症。

　　14.患者有 PAD 和足部感染的体征，将在很大程度上增加大截肢的风险，需要紧急处理。（强；中）

　　正如"进展报告"所述，对糖尿病合并有缺血性足溃疡的患者来说，

"时间就是组织"[27]。患者有 PAD 及足感染的体征,就增大了广泛组织缺失和大截肢的可能性,应该按照急诊处理。在一项大型观察性的研究中,1 年后患者的大截肢率为 10%,小截肢率为 44%[4]。感染缺血的糖尿病足患者,如果治疗不及时,感染会快速的蔓延,可能会出现危及生命的败血症[34]。对于所有伴有深部感染的患者,要马上进行切开引流,去除所有的坏死组织,提取分泌物做培养后,及时静脉使用抗生素治疗。同时要评估血管状态,一旦控制住感染及患者一般情况稳定,就马上进行血管再通。待足部血流恢复,感染得到控制,再进行足部软组织及骨组织重建,实现患者足功能的恢复。如果患者为重度感染合并缺血,特别是患者有全身性败血症(比如血流动力学不稳定),必须马上截肢可能是唯一的选择[27]。对于存在不威胁肢体感染的同时又有 PAD 体征的患者, 在对其外科清创前,应该先进行足部血运改善,这样可以保留更多有活力的组织[35,36]。

哪些糖尿病足溃疡合并 PAD 的患者不应做血管再通?

15.对于风险/效益比差、成功概率低的患者,避免行血管再通手术。(强;低)

糖尿病合并 PAD 的患者,行下肢血管再通风险很大。糖尿病足溃疡合并 PAD 的患者往往并发症较多,比如心血管和肾脏疾病[1,23]。如果没有愈合的可能,或者不可避免大截肢,那就没有必要考虑血管再通;但以下情况例外:如果准备要行经小腿截肢,当股动脉和腘动脉没有搏动时,要先考虑进行血管干预。因为没有一个可靠的评分系统能识别这些患者,所以临床决定取决于患者和多学科专家双方。例如,血管再通不适合以下患者:患者全身病情重,预期寿命短,患者只能躺在床上,患者组织坏死严重不能保留足部的功能。

除了患者自身的因素,血管再通仍有较高的风险。患者进行血管再通的风险获益比目前尚不清楚。临床上也存在不进行血管再通,重度缺血的溃疡仍能愈合的例子，这种情况在两项观察性研究中发现其愈合率为50%(伴有或不伴有小截肢)[5,37]。

糖尿病合并缺血性足溃疡的患者可以降低其心血管事件的风险吗?

16.所有糖尿病和缺血性足溃疡的患者应该接受积极的心血管危险因素管理,包括戒烟、降压和处方他汀类药物以及小剂量阿司匹林或氯吡格雷。(强;低)

解 释

关于这个问题,尚没有系统综述解释[14],但同样被列在其他 PAD 的推荐要点之中[17,36]。当糖尿病患者合并足溃疡及 PAD,心血管事件的发生率和死亡率就会显著升高,这些患者 5 年的总死亡率约为 50%[14]。在一项随访研究中,糖尿病合并神经性缺血足溃疡的患者,给予积极的抗心血管危险因素处理(如抗血小板治疗,他汀类药物及抗高血压治疗),5 年的死亡率从 58% 下降到 36%[20]。

参考文献

1. Prompers L, Huijberts M, Apelqvist J, Jude E, Piaggesi A,Bakker K, Edmonds M, Holstein P, Jirkovska A, Mauricio D, Ragnarson Tennvall G,Reike H, Spraul M, Uccioli L, Urbancic V, Van Acker K, van Baal J, van Merode F, Schaper N High prevalence of ischaemia, infection andserious comorbidity in patients with diabetic foot disease in Europe. Baseline results from the Eurodiale study. Diabetologia 2007;50:18–25.
2. Jeffcoate WJ, Chipchase SY, Ince P, Game FL. Assessing the outcome of the management of diabetic foot ulcers using ulcer-related and person-related measures. Diabetes Care 2006;29:1784–7.

3. Beckert S, Witte M, Wicke C, Konigsrainer A, Coerper S: A new wound-based severity score for diabetic foot ulcers.Diabetes Care 2006;29:988–992.

4. Prompers L, Schaper N, Apelqvist J, Edmonds M, Jude E, Mauricio D, Uccioli L, Urbancic V, Bakker K, Holstein P, Jirkovska A, Piaggesi A, Ragnarson -Tennvall G, Reike H, Spraul M, Van Acker K, Van Baal J, Van Merode F, Ferreira I, Huijberts M. Prediction of outcome in individuals with diabetic foot ulcers: focus on the differences between individuals with and without peripheral arterial disease. The EURODIALE Study.Diabetologia. 2008;51:747–55.

5. Elgzyri T, Larsson J, Thorne J, Eriksson KF, Apelqvist J. Outcome of ischemic foot ulcer in diabetic patients who had no invasive vascular intervention. Eur J Vasc Endovasc Surg. 2013;46:110–7.

6. Dolan NC, Liu K, Criqui MH, et al. Peripheral artery disease, diabetes, and reduced lower extremity functioning. Diabetes Care 2002;25:1 13–120.

7. Boyko EJ, Ahroni JH, Davignon D, Stensel 从 Prigeon RL, Smith DG. Diagnostic utility of the history and physical examination for peripheral vascular disease among patients with diabetes mellitus. Clin Epidemiol 1997;50:659–68.

8. Edmonds ME, Morrison N, Laws JW, Watkins PJ. Medial arterial calcification and diabetic neuropathy. Br Med J 1982;284:928–30.

9. Chantelau E, Lee KM, Jungblut R. Association of below-knee atherosclerosis to medial arterial calcification in diabetes mellitus. Diab Res Clin Pract 1995;29:169–172.

10. Aboyans V, Ho E, Denenberg JO, Ho LA, Natarajan L, Criqui MH. The association between elevated ankle systolic pressures and peripheral occlusive arterial disease in diabetic and nondiabetic subjects. J Vasc Surg 2008;48:1197–1203.

11. Mills JL, Conte MS, Armstrong DG, Pomposelli F, Schanzer A, Sidawy AN, Andros G. The Society for Vascular Surgery Lower Extremity Threatened Limb Classification System: Risk stratification based on Wound, Ischemia and foot Infection(WIfI). J Vasc Surg. 2014;59:220–34

12. Effectiveness of bedside investigations to diagnose peripheral arterial disease among people with diabetes mellitus: a systematic review. Diabetes Metab Res Rev. 2015 in press

13. Performance of prognostic markers in the prediction of wound healing and/or amputation among patients with foot ulcers in diabetes: a systematic review. Diabetes Metab Res Rev. 2015 in press

14. Hinchliffe RJ, Andros G, Apelqvist J, Bakker K, Boyko E, Mills JL, Reekers J, Shearman CP, Zierler RE, Schaper NC. Effectiveness of Revascularisation of the Ulcerated Foot in Patients with Diabetes and Peripheral Arterial Disease: A Systematic Review. Diabetes Metab Res Rev. 2015 in press

15. International Diabetes Federation Guideline Development Group. Global guideline for type 2 diabetes. Diabetes Res Clin Pract. 2014;104:1–52

16. McGee SR, Boyko EJ. Physical examination and chronic lower-extremity ischemia: a critical review. Arch Intern Med 1998;158:1357–1364.

17. Monteiro-Soares M, Boyko EJ, Ribeiro J, Ribeiro I, Dinis–Ribeiro M. Predictive factors for diabetic foot ulceration: a systematic review. Diabetes Metab Res Rev. 2012; 28:574–600.

18. Norgren L, Hiatt WR, Dormandy JA, Nehler MR, Harris KA, Fowkes FG, on behalf of the TASC II Working Group. Intersociety consensus for the management of peripheral arterial disease (TASC II). J Vasc Surg 2007; 45(Suppl S): S5–S67.

19. Apelqvist J, Elgzyri T, Larsson J, Löndahl M, Nyberg P, Thörne J. Factors related to outcome of neuroischemic/ischemic foot ulcer in diabetic patients. J Vasc Surg. 2011 Jun;53:1582–8.

20. Young MJ, McCardle JE, Randall LE, Barclay JI. Improved survival of diabetic foot ulcer patients 1995–2008: possible impact of aggressive cardiovascular risk management. Diabetes Care. 2008;31:2143–7.

21. Andros G, Harris RW, Dulawa LB, Oblath RW, Salles-Cunha SX. The need for arteriography in diabetic patients with gangrene and palpable foot pulses. Arch Surg 1984; 119: 1260–1263.

22. Silvestro A, Diehm N, Savolainen H, Do DD, Vogelea J, Mahler F, Zwicky S, Baumgartner I. Falsely high ankle-brachial index predicts major amputation in critical limb ischemia. Vasc Med. 2006;11:69–74.

23. Gershater MA, Löndahl M, Nyberg P, et al. Complexity of factors related to outcome of neuropathic and neuroischaemic/ischaemic diabetic foot ulcers: a cohort study. Diabetologia 2009; 52: 398–407

24. Ince P, Game FL, Jeffcoate WJ. Rate of healing of neuropathic ulcers of the foot in diabetes and its relationship to ulcer duration and surface area. Diabetes Care 2007; 30:660–63.

25. Sheehan P1, Jones P, Caselli A, Giurini JM, Veves A. Percent change in wound area of diabetic foot ulcers over a 4–week period is a robust predictor of complete healing in a 12–week prospective trial. Diabetes Care. 2003;26:1879–82.

26. Elgzyri T, Larsson J, Nyberg P, Thörne J, Eriksson KF, Apelqvist J. Early revascularization after admittance to a diabetic foot center affects the healing probability of ischemic foot ulcer in patients with diabetes. Eur J Vasc Endovasc Surg. 2014;48:440–6.

27. Schaper NC, Andros G, Apelqvist J, Bakker K, Lammer J, Lepantalo M, Mills JL, Reekers J, Shearman CP, Zierler RE, Hinchliffe RJ. Diagnosis and treatment of pe-

ripheral arterial disease in diabetic patients with a foot ulcer. A progress report of the International Working Group on the Diabetic Foot. Diabetes Metab Res Rev. 2012;28 Suppl 1:218–24

28. Boyko EJ, Ahroni JH, Stensel VL, Smith DG, Davignon DR, Pecoraro RE. Predictors of transcutaneous oxygen tension in the lower limbs of diabetic subjects. Diabet Med 1996; 13: 549–554.

29. Pinzur MS, Stuck R, Sage R, Osterman H. Transcutaneous oxygen tension in the dysvascular foot with infection. Foot Ankle 1993; 14: 254–256.

30. Wallin L, Bjornsson H, Stenstrom A. Fluroescein angiography for predicting healing of foot ulcers. Acta orthop scand 1989;60:40–44.

31. Alexandrescu VA .Commentary: myths and proofs of angiosome applications in CLI: where do we stand? J Endovasc Ther. 2014:616–24

32. Sumpio BE, Forsythe RO, Ziegler KR, van Baal JG, Lepantalo MJ, Hinchliffe RJ. Clinical implications of the angiosome model in peripheral vascular disease. J Vasc Surg. 2013;58:814–26.

33. Lepantalo M, Matzke S. Outcome of unreconstructed chronic critical leg ischaemia. Eur J Vasc Endovasc Surg. 1996;11:153–7

34. Fisher TK, Scimeca CL, Bharara M, Mills JL Sr, Armstrong DG. A step-wise approach for surgical management of diabetic foot infections. J Vasc Surg. 2010;52 (3 Suppl): 72S–75S.

35. Stone PA, Back MR, Armstrong PA, Flaherty SK, Keeling WB, Johnson BL, Shames ML, Bandyk DF Midfoot amputations expand limb salvage rates for diabetic foot infections.Ann. Vasc. Surg. 2005; 19, 805–811

36. Sheahan MG, Hamdan AD, Veraldi JR, McArthur CS, Skillman JJ, Campbell DR et al., Lower extremity minor amputations: the roles of diabetes mellitus and timing of revascularization. J. Vasc. Surg. 2005;42: 476–480

37. National Institute for Health and Clinical Excellence (2011). Diabetic foot problems. Inpatient management of diabetic foot problems. Clinical Guideline 119. London: NICE.

38. Guyatt GH, Oxman AD, Vist GE, Kunz R, Falck -Ytter Y, Alonso -Coello P, et al. GRADE: an emerging consensus on rating quality of evidence and strength of recommendations. BMJ 2008 Apr 26;336(7650):924–926.

第六章　IWGDF 糖尿病足感染诊断与处理指导

B. A. Lipsky[1], J. Aragón -Sánchez[2], M. Diggle[3], J. Embil[4], S. Kono[5], L. Lavery[6],É. Senneville[7], V. Urbancic -Rovan[8], S. Van Asten[6,9], E. J. G. Peters[9]; on behalf of the International Working Group on the Diabetic Foot (IWGDF)

推荐 ◉

足感染的分类与诊断

1.糖尿病足感染必须通过临床诊断,以局部或者全身的体征或炎症的症状为基础。(强;低)

2.糖尿病足感染的严重性要使用美国感染学会或国际糖尿病足工作组感染程度分类表进行评估。(强;中)

骨髓炎

3.开放的感染创面,需进行探针探查骨的试验;有低危骨髓炎的患者

Institutions

[1] Geneva University Hospitals and Faculty of Medicine, Geneva, Switzerland, and University of Oxford, Oxford, UK

[2] La Paloma Hospital, Las Palmas de Gran Canaria, Spain

[3] Nottingham University Hospitals Trust, Nottingham, UK

[4] University of Manitoba, Winnipeg, MB, Canada

[5] WHO–collaborating Centre for Diabetes, National Hospital Organization, Kyoto Medical Center, Kyoto, Japan

[6] University of Texas Southwestern Medical Center and Parkland Hospital, Dallas, Texas

[7] Gustave Dron Hospital, Tourcoing, France

[8] University Medical Centre, Ljubljana, Slovenia

[9] VU University Medical Centre, Amsterdam, The Netherlands

Address of correspondece

Benjamin A. Lipsky. 79 Stone Meadow, Oxford, UK OX2 6TD balipsky@hotmail.com.

如果探查是阴性可以排除诊断,高危的骨髓炎的患者探查结果是阳性,则很大程度上能够确诊。(强;高)

4.显著升高的血浆炎症标志物,特别是血沉,在可疑的骨髓炎患者中有参考价值。(弱;中)

5.骨感染的确诊通常需要微生物学和骨组织学的阳性结果,这种骨标本是在无污染的基础上采集的。这种操作只有在对诊断存在怀疑或者确定致病微生物敏感的抗生素时才有必要。(强;中)

6.诊断性试验,如探针探及骨质、血清炎症标志物、X平片、磁共振、核素骨扫描,这些试验中多项阳性结果将为骨感染的诊断提供支持。(强;低)

7.鉴于来自软组织和窦道的标本的细菌培养结果不能真实地反映骨细菌培养的结果,应避免使用这些结果作为选择治疗骨髓炎敏感抗生素的依据。(强;中)

8.非表浅的糖尿病足感染都需要进行足X线片的检查。(强;低)

9.糖尿病足骨髓炎诊断中,当需要使用进一步的影像学检查时,需进行MRI检查。(强;中)

10.若不能进行MRI或检查存在矛盾时,可以考虑白细胞标记的放射扫描、正电子CT(SPECT)或18氟双葡萄糖正电子CT(18F-FDG-PET/CT)扫描。(弱;中)

评价严重性

11.任何糖尿病足感染的初步评估都需要获得重要的体征、相应的血液检查以及通过切开创面探查和评估感染的深度和广度,来确定其感染的严重性。(强;中)

12.初步评估时,需评估动脉灌注以及是否何时进行下一步的血管评估或血管再通手术。(强;低)

微生物层面

13.细菌培养,首选的是感染创面内的组织标本而不是拭子的方法,以确定致病微生物与对其敏感的抗生素。(强;高)

14.不推荐重复进行细菌培养,只有当患者对于临床治疗没有反应或患者需进行耐药菌的感染检测时,才可以重复培养。(强;低)

15.收集的标本要迅速送到实验室,采用无菌运输的容器,同时附上标本类型和取材的部位。(强;低)

外科处理

16.部分中度和所有的重度的糖尿病足感染的患者要请外科专家会诊。(弱;低)

17.深部脓肿、腔室筋膜综合征、几乎所有的坏死性软组织感染都需要进行紧急的外科干预。(强;低)

18.骨髓炎伴有以下情况时,需要进行外科干预,这些情况包括:蔓延的软组织感染、软组织包膜毁坏、X 线片显示进行性骨破坏、或溃疡中有骨突出。(强;低)

抗生素治疗

19.几乎所有临床感染的糖尿病足创面都需要抗生素治疗,没有临床感染的糖尿病足创面则不需要使用抗生素。(强;低)

20.治疗所选用的抗生素是基于可能的或已经证明的病原菌、它们的药敏结果、感染的临床严重程度、药物治疗糖尿病足感染的有效性的证据和费用这几个因素。(强;中)

21.大部分轻度和中度的感染,只需要1~2周的抗生素疗程。(强;高)

22.大部分重度感染和部分中度感染需要使用静脉抗生素,当抗感染效果良好时可以转换为口服抗生素。(强;低)

23.不选择特殊的敷料用于预防足感染和改善足感染预后。(强;高)

24.糖尿病足骨髓炎,感染的骨未经去除,推荐使用6周抗生素。当感染的骨组织去除后,抗生素治疗不超过1周。(强;中)

25.不推荐糖尿病足感染使用各种辅助治疗。(弱;低)

26.处理糖尿病足感染时,要评估传统药物的使用、既往抗生素使用、当地的病原菌及其细菌敏感谱。(强;低)

引言

近十年来,随着糖尿病患病率的上升,糖尿病足感染患者的人数也在逐年增加。足感染的发展将导致实质性的问题,包括身体不适、身体和精神方面的生活质量降低[2],需要医疗保健人员的访视、创面的护理、抗微生物治疗和经常性的外科处理。而且,足感染不仅是糖尿病中最需要住院的并发症,也是最常见的导致下肢截肢的原因[3-6]。感染的处理需要详细的观察、及时的诊断、恰当的取得标本并培养。首先经验性的选择抗生素然后再根据培养结果进一步确定抗微生物治疗。如果需要外科干预时要及时清创,并提供所有可用的创面护理措施。基于以上原因,需要一个多学科的团队,并确保其中包括一名感染病专家或者临床微生物学专家[7]。一个系统的、循证为基础的治疗糖尿病足感染(DFI)方案非常有望产生更好的疗效。

制订建议

这份国际糖尿病足工作组(IWGDF)感染专家委员会的报告更新自2012年旧版报告[8]。它包含了最新发表的《糖尿病足感染处理的系统评价》[9]及覆盖这份指导各部分非系统评价的文献内容。我们的目的就是提供一个总的概述,以帮助全球临床医生诊断和处理糖尿病足。这份文件遵循最新的 IWGDF 指导格式,同时提供基于 GRADE1 系统的推荐强度。

在编写临床指导的过程中,推荐是基于推荐分级的评估,制定与评价(GRADE)系统对证据进行分级。在指导中,一些系统评价中的大量旧数据由于不一致、不直接、不准确,导致我们不能进行计算和评估。所以需要进行证据质量的充分评估。评估证据的质量需包括:研究的风险偏倚、效应量、专家的意见。基于证据的级别分为"高""中""低"。推荐的强度分为"强"和"弱"。这是证据的质量,获益与风险的平衡,患者的价值及依从性,费用(资源的利用)。本指导在每个推荐后面附有解释。

病理生理学

糖尿病足感染

糖尿病足感染和糖尿病其他并发症一样,随着糖尿病病程的延长而增加。感染的最佳定义是微生物入侵宿主并繁殖,引起宿主的免疫反应,常伴随组织的破坏。糖尿病足感染临床的定义就是糖尿病患者踝以下的软组织或者骨的任何部位的感染。这些感染常起源于经皮的保护性包囊的破溃,尤其是在溃疡和创伤的部位[10]。周围神经病变(最常见的是感觉神经,也有运动神经和自主神经)是导致皮肤破溃的主要原因;许多病例表明:这些开放的创面出现细菌的定植(通常是皮肤菌群)后,最终导致感染。周围动脉病变导致的足部缺血在 DFI 患者中也很常见。然而很少因为肢体缺血,增加创面感染风险[11,12]及感染带来的不良后果[6,13]。糖尿病足患者的创面常常是慢性的,与高糖诱导的糖基化终末产物,持续的炎症和凋亡相关[14,15]。容易导致足感染的因素如下:深的、持久的以及复发的、或者创伤导致的创面、糖尿病免疫受损导致中性粒细胞功能紊乱、慢性肾功能不全[11,16-19]。

感染的蔓延

大部分 DFI 是相对表浅的表现,但是细菌能够蔓延至皮下组织,包括筋膜、肌腱、肌肉、关节和骨。足在解剖上分为数个坚硬但是有交通的骨筋膜室,有利于感染向近端蔓延[20]。由感染导致的炎症反应,会使骨筋膜室的压力大于毛细血管的压力,导致缺血性的组织坏死[21,22]。骨筋膜室内的肌腱也同样利于感染的蔓延,感染通常是由高压部位移到低压部位。在复杂的感染的过程中,细菌的毒力也起到重要的作用。从非感染区域分离的金黄色葡萄球菌的毒力要弱于从感染区域分离的菌株的毒力[22]。类似的,在糖尿病足骨髓炎中,骨组织感染的主要葡萄球菌是 398 株甲氧西林敏感的金黄色葡萄球菌[24]。

全身症状

DFI 患者,一般情况下不会出现全身症状(如发热、寒战)、典型的白细胞升高或者主要的代谢紊乱并不常见。患者一旦出现上述症状,就提示其有更加严重的、有潜在的威胁肢体(或者甚至生命)的感染[6]。如果不能诊断和恰当处理,DFI 就会恶化,甚至非常迅速[25]。因此,一位有经验的专家(或一个团队)对严重的 DFI 患者应该在 24 小时内完成处置[26]。

诊断与分类

1.糖尿病足感染必须通过临床诊断,以局部或者全身的体征或炎症症状为基础。(强;低)

2.糖尿病足感染的严重程度要使用美国感染学会或国际糖尿病足工作组感染程度分类表进行评估。(强;中)

临床医生在看糖尿病足患者时首先应该评估其 DFI 表现,一旦存在,则需根据感染的严重程度进行分类。在过去的 30 年,专家们制订了许多关于糖尿病足的分类方法。大部分考虑到了溃疡的大小和深度,是否有坏疽、神经病变、动脉供血不足。一些糖尿病足溃疡的分类则仅仅包括是否有"感染"(且没有给出感染的定义)。目前只有两个,一个是美国感染病学会(IDSA),一个是国际糖尿病足工作组(IWGDF)(PEDIS 分类的感染部分)的分类,系统描述了如何定义感染及感染的严重程度(见表 6.1)[27-30]。其他一些指南,例如西班牙指南,法国指南,英国指南(NICE)均采纳了IDSA/IWGDF 的感染分类系统[26,31-33]。

IWGDF 完整的 PEDIS 系统(包括其他描述创面的指标分类,比如动脉病变,神经病变和创面大小)最初用做研究,但也可以作为临床分类使用[29,30]。DFI 使用完整的 PEDIS 系统[35,36]或IWGDF 的感染部分/IDSA DFI 分类,已经在一些前瞻性的研究中被用来预测是否需要住院或者截肢。来自于某个中心最近发表的两项回顾性队列研究阐明了:全身炎症反应综合征(SIRS)的有无,是否可以真正的预测结局。SIRS 一旦存在,感染就从中度升到了重度。研究者评估了住院的不伴有 SIRS 和伴有 SIRS(就是 PEDIS 的 3 级和 4 级)的DFI 患者的结局的差异[37,38]。在一个研究中,有 4 级感染的 DFI 患者其大截肢的风险是 3 级的 7.1 倍,其平均住院中位时间比 3 级的长 4 天[37]。

在另一项研究中,4 级的患者与 3 级的患者相比, 住院时间分别是 8 天和 5 天,差异有统计学意义;下肢保肢率分别是 80% 和 94%,差异没有统计学意义[38]。另一项最近发表的回顾性队列研究综述了 57 位 DFI 患者的结果,观察他们的医生对其诊断是否符合 ISDA 指南[39]。他们发现与各项推荐的一致率从非常高到非常低, 但没有一个患者的治疗是全部与指南的推荐一致的。在这个小型的非最优设计的研究中,与指南的推荐的一致性与临床结局不相关,但是有严重感染的患者更可能出现不好的结局。

表 6.1　IDSA 和 IWGDF 的 PEDIS 分级的感染部分发展形成的
糖尿病足患者感染表现的定义及严重程度的分类系统[29,30]

感染的临床表现	IWGDF 分级	IDSA 感染严重程度分级
没有感染症状或体征	1	未感染
有感染		
至少有以下两项表现： ·局部肿胀或者硬结 ·创面周围红肿在 0.5~2cm ·局部疼痛 ·局部发热 ·流脓	2	轻度
仅皮肤和皮下组织(没有深层组织累及,并没有下文所述的全身表现)		
排除皮肤炎症反应的其他原因(如创伤、痛风、急性神经性骨关节病、腓骨骨折、血栓形成、静脉瘀血)		
局部感染(如上所述),红斑>2cm*,或累及比皮肤深的结构和皮下组织(如脓肿、骨髓炎、化脓性关节炎、筋膜炎)	3	中度
没有全身感染的症状和体征(如下所述):		
局部感染(如上所述)伴 ≥2 以下 SIRS 标志 ·体温>38℃或<36℃ ·心率>90 次/min ·呼吸频率>20 次/min 或 PaCO₂<32mmHg 白细胞 ≥12 000/mm³ 或<4 000/mm³ 或>10%未成熟	4	重度

* 在任何方向,从创面的边缘算;存在显著的临床缺血时,对于诊断和治疗 DFI 都增加了困难。

令人吃惊的是,与治疗失败相关的是恰当的经验性靶向的抗生素治疗。

软组织感染

　　因为所有的皮肤创面都有微生物,但他们的存在(甚至一些是有毒力的种类)不能被认为是感染的证据。通常维持大量的细菌数(一般定义是每克组织大于 10⁵ 克隆形成单位)才是诊断感染的基础[40],但这个概念能否适用于创面及糖尿病足,尚缺少明确的数据支持[41]。而且,定量微生物学很少用于实验室以外。因此,DFI 必须依靠临床来诊断,创面的细菌培养可以用来决定病原菌和选择敏感的抗生素。临床医生应该从三个水平评估糖尿病足患者:患者(如认知,代谢,水电解质状态等)、患足或腿(如神经病变,血管的血供)和感染的创面[30]。临床诊断至少基于两项以上的局部炎症:红、发热、疼痛或触痛、硬结(肿胀或者肿块)和脓性分泌物[29,42]。其他感染的(有时称为继发的)特点包括坏死,易碎或褪色的肉芽组织,非脓性分泌物,腥臭味或者经过恰当的创面治疗但是不愈合[43]。当由于周围神经病变或者缺血,使得局部或全身炎症体征消失时,这些发现是有帮助的[44-46]。由于感染可能迅速恶化,临床医生必须及时诊断[44,47]。所有创面无论初诊还是随访时都必须仔细观察,触摸和探查。各种影像学和实验室研究将有助于部分病例确定软组织感染的程度和骨是否受累。

骨髓炎

3.开放的感染创面,需进行探针探查骨的试验;有低危的骨髓炎的患者如果探查是阴性可以排除诊断,高危的骨髓炎的患者探查结果是阳性,则很大程度上能够确诊。(强;高)

4.显著升高的血浆炎症标志物,特别是血沉,在可疑的骨髓炎患者中有参考价值。(弱;中)

5.骨感染的确诊通常需要微生物学和骨组织学的阳性结果,这种骨标本是在无污染的基础上采集的。这种操作只有在对诊断存在怀疑或者确定致病微生物敏感的抗生素时才有必要。(强;中)

6.诊断性试验,如探针探及骨质、血清炎症标志物、X线平片、磁共振、核素骨扫描,这些试验中多项阳性结果将为骨感染的诊断提供支持。(强;低)

7.鉴于来自软组织和窦道的标本的细菌培养结果,不能真实地反映骨细菌培养的结果,应避免使用这些结果作为选择治疗骨髓炎敏感抗生素的依据。(强;中)

8.非表浅的糖尿病足感染都需要进行足 X 线片检查。(强;低)

9.糖尿病足骨髓炎诊断中,当需要使用进一步的影像学检查时,需进行 MRI 检查。(强;中)

10.若不能进行 MRI 或检查存在矛盾时,可以考虑白细胞标记的放射扫描、正电子 CT(SPECT)或 18 氟双葡萄糖正电子 CT(18F-FDG-PET/CT)扫描。(弱;中)

糖尿病足骨髓炎的诊断与治疗对于临床医生都是一项挑战[48]。糖尿病足感染住院的患者中占 50%~60%,在门诊轻、中度糖尿病足感染的患者中占到 20%。骨感染主要发生在前足(后足相对较少)。通常是覆盖在骨表面的软组织感染,然后蔓延至骨皮质,进一步到骨髓腔。神经性骨关节病引起的骨破坏与骨髓炎不易鉴别,但其并不常见。神经性骨关节病常常患足血液供应良好,多发生在中足,很少有皮肤的破溃[49-51]。最常见的是金黄色葡萄球菌,约占 50%,其次为凝固酶阴性的葡萄球菌 25%,需氧的链球菌 30% 和肠肝菌 40%[49]。

骨感染的精确诊断是困难的,但是对于治疗非常重要。骨髓炎的确诊需要感染骨的组织学发现(急性、慢性炎症细胞,坏死)和骨标本中分离出细菌[52]。由于在许多情况下,骨标本常规不易获得,临床医生通常必须用一些替代的诊断指标,包括临床表现,实验室和影像学发现。

糖尿病足骨髓炎临床表现多样,与其受累部位、感染和坏死骨的程度、脓肿及软组织受累表现、致病微生物及肢体的血液供应都有关系。骨髓炎诊断的主要问题是早期足部 X 线片不能识别骨改变,然而,在后期,当发生骨改变,影像学又不能很好地区分骨改变来自于感染还是神经性骨关节病。下面将从近期发表的文献[52,53]和系统评价[52,54-56]进行讨论和分析,提供最有用的诊断 DFO 的实践指导。

临床评估

当溃疡位于骨突起部位,特别是进行了充分的减压溃疡仍不愈合,或者足趾是红肿(所谓的"腊肠样足趾")的情况时临床医生应该怀疑存在骨髓炎。临床医生怀疑骨髓炎的似然比(likelihood ratio,LR)是非常高的。阳性 LR 是 5.5,阴性 LR 是 0.54[54,55]。基于一个研究,骨质暴露对于诊断骨髓炎的阳性 LR 是 9.2;大的溃疡(面积大于 $2cm^2$,阳性 LR 是7.2),比小的溃疡(面积小于 $2cm^2$,阴性 LR 是 0.70)更可能存在骨感染[54,55,57,58]。然而,骨髓炎也会局部没有炎症表现的情况时发生[57]。

探针探及骨质试验

在过去的 20 年,至少发表了 7 项关于探针探及骨质试验的研究[51]。当操作正确,解释合理,探针探及骨质试验是一个非常有用的临床诊断 DFO 的工具。一个钝的无菌的金属探针通过创面插入到骨质 (有一种坚硬,沙砾感)认为是阳性。如果我们筛查的患者骨感染的发病率很高(比如大于 60%),这就增加了骨髓炎的可能性 (阳性 LR 是 7.2,阴性 LR 是 0.48)[59,60]。相反,如果探针探及骨质试验阴性,在骨髓炎的低危人群中(比如发病率≤20%),就可以排除骨髓炎[61-63]。这个试验在没有经验和有经验的医生之间结果差异很大,但是在有经验的医生之间差异非常小[64]。一个研究发现,医生的判断结果与溃疡的位置强烈相关,溃疡在第一趾和中间跖骨要比在第 4、5 趾上的更容易判断出骨髓炎[65]。探针探及骨质试验联合足部 X 线平片可以整体提高骨髓炎诊断的精确性[59,64]。

血液检测

红细胞沉降率已经被证明诊断 DFO 是有效的;在糖尿病足创面,当其水平升高(特别是定为>70mm/h)就增加了骨髓炎的可能性(阳性LR是11),然而,其水平较低就可以排除骨髓炎的可能性(阴性LR是0.34)[54,66-69]。基于少量的数据,升高的C反应蛋白水平,降钙素原水平及血白细胞计数可能提示骨髓炎。这几个指标在治疗一周以后,可以趋于正常水平[70],而ESR下降相对较慢,因此可以用来检测骨髓炎的治疗效果。没有充分的证据去支持常规使用其他的生物标志物去诊断DFO。一项初步的研究提示白细胞介素6(IL-6),但不是IL-8,可能对于糖尿病足感染的诊断和随访有意义[71-73]。试验室检测与临床发现联合可能会促进骨髓炎诊断的精确性[74]。

影像学研究

X线片:对于怀疑DFO的糖尿病足患者,X线通常是足够的。骨髓炎在X线片上的特点总结在表6.2。其优点如下:可以广泛的获得(甚至在资源有限的中心);相对的廉价;许多有经验的临床医生可以读片;每隔一段时间后,序贯拍片后容易比较。除了骨改变以外,X线片还可以发现软组织内的气体和不透X线的异物。两个系统评价提示X线发现仅仅是单侧预测,如果阳性,可以预测骨髓炎,但是如果阴性,基本不能排除没有骨髓炎[54,55]。然而X线的敏感性在报道的研究中差异很大[57,75-82]。估计阳性LR是2.3,阴性LR是0.63。拍片的时间很大程度上影响着它的有效性,因为病程长的病例在X线片上比2~3周的病例更容易出现骨质的异常。目前我们知道没有研究去评价序贯X线足部拍片的间隔时间,但是至少间隔需要2周更可能发现骨髓炎。当然,有效的抗生素的治疗可以阻止骨质改变的发生。高级的影像学技术是昂贵的,通常资源有限而且非专业人员难以解读。因此,只有在持续怀疑骨髓炎或者准备外科干预的时候才进行高级影像学检查。

表 6.2　X 线片上糖尿病足骨髓炎的典型特点 * [57,75,76,103]

骨膜反应或者骨膜掀起；

骨皮质减少伴骨侵蚀；

局部皮质骨小梁缺损或者骨髓可透光；

骨硬化,伴有或不伴有侵蚀；

死骨形成:失活的不透光的骨组织从正常骨组织分离；

包壳形成:从脱去骨膜部分的骨质再形成一层新的骨质和在骨膜上形成新的骨；

瘘孔形成:死骨或者肉芽组织从骨皮质或者包壳的开口处排出；

骨组织到软组织的窦道形成

* 一些特点(比如死骨,包壳,瘘孔)在糖尿病足骨髓炎患者中要比青年人骨髓炎中少见。

磁共振成像

磁共振成像(MRI)是诊断骨髓炎的一个有价值的工具,也可以确定软组织感染的表现和解剖位置[30,55,83]。MRI 诊断骨髓炎的关键点是 T1 加权像的低信号,T2 加权像的高信号以及在短时间反转序列(STIR)中的骨髓高信号。荟萃分析发现 MRI 诊断 DFO 的敏感性是 90%,特异性是 85%,诊断风险比(OR)是 24[55,83],阳性 LR 是3.8,阴性 LR 是0.14。和以往的报道相比,最近的文献报道中诊断 OR 值较低,这可能与采取了更好的研究设计有关。在这些研究中,亚组分析其他疾病(比如神经性骨关节病变)由于人数太少而无法分析出差别。最新的一项研究发现,MRI 可以有效地在神经性溃疡中区分 DFO 和骨髓水肿,但是在缺血性溃疡时对于 DFO 诊断的精确性相对较低,原因可能在于组织间液不足[84]。

核素扫描

在几种核素扫描中,骨扫描(通常是甲基化双磷酸形式的99m锝时间序列成像,当其进入血池后在局部骨组织浓集)最常用于骨髓炎的诊断。三相骨扫描的敏感性在 80%~90%,但特异性在30%~45%[85]之间;阳性预测值只有 65%,总的诊断 OR 仅仅为 2.1,阳性 LR 为 1.4,阴性 LR 为 0.40[56]。一项荟萃分析发现:三相骨扫描不如 MRI 有效[83]。因此,阳性的骨扫描结果对于骨髓炎(或者 CN)尤其在前足时,没有特异性。但是其阴性可以基本排除骨髓炎[85]。

放射性核素标记的白细胞(通常是 ^{99m} 锝或者 ^{111} 铟)一般不会被健康的骨组织吸收，所以有阳性白细胞标记的骨扫描对于诊断骨髓炎（排除CN）比普通骨扫描更有特异性[85]。白细胞标记的骨扫描对于骨髓炎的阳性预测值在 70%~90%，阴性预测值约为 80%[85]，敏感性为 75%~80%，特异性为 70%~85%，阳性 LR 为 2.3，阴性 LR 为 0.38[56,86]。白细胞标记的 ^{99m} 锝相比 ^{111} 铟可以提供更好的物理特性，所以其空间吸收性更好[86]。大部分核医学专家推荐：在核素扫描中，白细胞标记成像对于 DFO 的诊断是最好的[55,57]。但大部分医生认为 MRI 优于白细胞标记的骨扫描[81,83,87,88]。有些专家则建议联合白细胞标记扫描与普通骨扫描（双示踪技术），但是这并没有提高诊断的精确性[89]。

最近，研究显示白细胞标记的 ^{99m} 锝联合正电子发光计算机断层和计算机断层(^{99m} 锝白细胞标记的 SPECT/CT) 成像，借助 CT 三维成像，白细胞摄取的密度可以更好地提供感染位置和程度。尽管以前的研究显示，SPECT/CT 诊断炎症性骨损害有价值，但是多是在更大的骨，足部未进行过研究[86,90]。在一个小的系列研究中，^{99m} 锝白细胞标记的 SPECT/CT 对于 DFO 的敏感性为 87.5%，特异性为 71.4%，阳性预测值为 83.3%，阴性预测值为 77.8%[91]。SPECT/CT 的一个潜在好处就是可以把白细胞摄取的密度进行分层，提供局部组织的生理反应。因此，密度的改变可以用来判断治疗的预后[92,93]。由此，最新的研究提示 WBC 标记的 SPECT/CT 阴性摄取提示骨髓炎得到缓解，可以指导抗生素的使用疗程[94]。^{67} 镓标记的 SPECT/CT 骨穿刺是一个简单、安全有效的诊断糖尿病足骨髓炎的方法[94]。它还有一个优点，^{67} 镓标记的 SPECT/CT 成像和活检可以在门诊进行。在这项研究中，一半的被怀疑患有骨髓炎的患者，可以根据其结果，避免进行不必要的抗生素治疗[93]。

还有一些核医学技术，包括体内标记的白细胞，放射性核素标记的多克隆免疫球蛋白 IgG 和放射性核素标记的抗生素。这些研究的结果变化很大，而且这些方法在许多国家无法开展。^{99m} 锝或者 ^{111} 铟标记的人免疫球蛋白 IgG 有较好的血管渗透性,但是组织渗透性不好。因此特异性没有放射性核素标记的白细胞好[82,95,96]。Ubiquicidin29-41(UBI 29-41)是一种抗微生物的多肽片段,对感染有很高的特异性。在一项 55 人的前瞻性研究中,[99m]锝 UBI 29-41 作为示踪剂,被用于 DFO 的诊断。其中 38 人最终证明患有 DFO,17 人没有骨感染。[99m]锝 UBI 29-41 联合三相骨扫描,其敏感性和特异性为 100%[97]。这项技术有进一步研究的价值。

其他影像学技术

如氟代脱氧葡萄糖(18F-FDG)正电子发光成像(PET),联合 PET/CT,可以很好地区分骨髓炎和软组织感染,已经被用于 DFO 的诊断[98-100]。这项技术与白细胞标记的骨扫描相比,有更好的空间分辨率,操作快捷,也不需要血液操作。它的一项荟萃分析报告显示:其敏感性为 74%,特异性为 91%,阳性 LR 是 5.6,阴性 LR 是 0.4。诊断 OR 为 17[101]。然而这项新技术的数据有限,一般适用于没有 MRI 或者不适合做 MRI(比如患者体内有金属植入或者有幽闭恐惧症) 时,进行 CT 联合 SPECT 或者 PET。近期,一个跨学科的共识委员会进行了 DFI 的影像学检查流程图的制订[102]。他们推荐初始评估应该是 X 线片。尽管采用分子杂交技术作为示踪剂的 PET/CT 和 SPETCT/CT 方法正越来越多地被使用,但高级影像学仍然首选 MRI。

PET 和 SPETCT 联合 CT 对于 DFO 的诊断,可以提供功能和解剖的信息。进一步的研究则着重于弄清上述方法的最佳适应证及性价比 (表 6.3)。一项近期的 DFO 诊断综述,联合 2008 年 IWGDF 指南推出了一项两步积分的临床诊断路径。推荐从六项临床表现开始评估(从体格检查,红细胞沉降率和 X 线片)[56]。如果大于或等于其中四项,有高度可能发生 DFO,如果小于四项,则推荐进一步做高级影像学以区分 DFO 的可能风险。尽管这个方法有逻辑性,但是这个评分系统还没有被推广。

表 6.3 目前进行 DFO 诊断的高级影像学方法特点及似然比(根据有用性的降序排列)

影像学技术	+LR	−LR	优点	局限性
MRI	3.8	0.14	空间分辨率好,精确性高,能够评估软组织和骨	严重缺血时效果欠佳
18F–FDGPET	5.6	0.4	好的空间分辨率	资源有限,昂贵
99m 锝/111 铟标记的白细胞扫描	4.73/2.31	0.12/0.38	高度敏感性,中度特异性	需要血液操作,耗时
99m 锝或者 67 镓 SPECT/CT	3.0	0.18	好的空间分辨率	资源有限
99m 锝–UBI29–41 扫	Max*	Min*	非常高的预测价值	临床数据有限
99m 锝骨扫描	1.11	0.71	可以广泛的获得	特异性低

来自于文献[55,56,83,85,86,97],+LR=阴性似然比,−LR=阳性似然比;*:特异性=100%,敏感性=100%。

骨活检

证据支持骨样本的评估是 DFO 最佳的诊断方法。其不仅可以诊断骨感染,而且可以提供病原微生物及其抗生素敏感谱的数据[9]。一些研究发现,软组织或者窦道的肉芽组织不能充分精确预测骨组织的病原微生物[104–406]。一项回顾性的综述提示,创面拭子培养与骨活检培养的结果相关性仅 23%[107]。尽管最近一项研究显示,对于怀疑患有 DFO 的患者,其深部拭子培养结果和骨培养结果有很好的相关性,可以去评估DFO,而且其结果对骨组织病原微生物敏感。但在这项研究中的 34 名患者中仅仅有16 名(47%)同时做了深部软组织培养和骨培养。

骨样本可以通过外科干预或者经皮骨穿刺获得。骨样本的获得要通过一个完整的、没有感染的皮肤;一旦通过创面,就有软组织病原微生物污染的风险。用 11 号(趾骨可以选用更小的型号)骨穿针,商品名比如Jamshidi,Ostycut 或者 T-lok。这种骨穿针可以取得足够的骨样本,一部分用于微生物培养,另一部分用于组织病理学检测(图 6.1)。骨标本的组织学检测有利于帮助分析骨培养的结果,特别是骨培养结果呈阴性时,或者仅仅培养出皮肤常见的菌群(如凝固酶阴性的链球菌,丙酸杆菌属,棒状杆菌属)时。任何一位有经验的内科医生都应该可以操作骨活检;通常在床旁(有相当大的骨感染的简单病例)或者放射科(当需要受累骨影像定位时)完成。大部分患者有感觉神经病变,所以通常不需要麻醉。并发症包括小的出血(≤3%),此外还有容易使细菌进入骨质或者发生骨折,或者引起急性夏科神经骨关节病变,不过以上均非常罕见[94,104,109-111]。

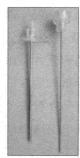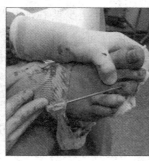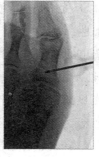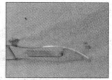

图 6.1　足骨活检技术

样本分为两部分,进行微生物学和组织病理学检测。

操作可以在床旁,在放射科或者在手术室。如果需要,可以使用荧光显微镜或者CT 引导。成功获得骨组织后,一份送去培养,另一份送去组织病理学检测。

(照片来自于法国 Dron 医院矫形外科的 E.Beltreand 医生)。

骨标本理想的情况是进行骨组织培养和病理学检测。感染的骨通常有炎症细胞(早期是中性粒细胞,晚期是单核细胞)。浸润没有骨感染的糖尿病患者,包括有神经病变或者周围动脉疾病的患者,其骨组织都是正常的[112,113]。一个研究小组建议,骨组织病理学可以把 DFO 分为三种类型:

(1)急性,定义为骨坏死,多形核中性粒细胞在骨皮质及骨髓浸润,通常伴随有小血管的充血或者栓塞;

(2)慢性,其特点为骨质破坏,淋巴细胞、组织细胞、浆细胞浸入;

(3)慢性骨髓炎急性发作,就是在慢性骨髓炎的背景下有多形核中性粒细胞浸润[114]。

然而,我们需要对其他组的以上发现进行评估。在一个研究中发现,病理学家之间对于骨样本来诊断DFO 的一致性很低, 可能是与缺乏一致的组织病理学标准有关[115]。一项更新的研究使用了一致的 DFO 分类,并增加了一种新的组织病理学类型——"纤维化",这样就提高了两位病理学家之间诊断的一致性[116]。一项综述对 44 例糖尿病足感染的骨标本进行了微生物学和组织病理学的比较,结论是两种方法在诊断足背的骨髓炎方面类似[117]。

不幸的是,骨标本的组织学和培养也会有误导。皮肤污染会导致假阳性,足底的病例可以从足背入路,或者穿刺针至少要在溃疡周围 20mm 以外进针以降低假阳性。骨标本培养的假阴性可能是由于取材误差,既往使用过抗生素和分离出的细菌培养失败。同样,骨组织病理学的假阴性是由于取材误差,假阳性是由于一些患者有非感染的炎性疾病。降低假阴性的方法最好是在荧光显微镜或者 CT 引导下进行骨活检,而且是在没有使用抗生素时期 (理想为 2 周,至少是几天)。因为在没有软组织感染的 DFO 中,其病情进展很慢,这种情况不用抗生素是安全的。

在一项回顾性的多中心研究中,使用骨培养结果指导抗生素治疗的效果要好于使用软组织培养的结果[119];这个发现需要前瞻性研究来确定。另一项回顾性研究来自于怀疑 DFO 的 41 例患者,其中骨培养阴性的患者在 2 周后的随访中仅仅 25%发展为骨感染[120]。由于入组研究人员不同、感染的诊断和缓解的标准不同、随访的时间不同,所以有报道称 DFO 用经验性抗生素治疗有 75%或者更高的成功率,这样的结果是难以比较的[48]。当怀疑患者患有 DFO 时,通常不必进行骨培养。但当出现以下情况:①尽管对临床和影像学进行了评估,但 DFO 仍然不能确定;②利用软组织培养的结果信息不全;③当使用经验性抗生素感染无反应时或者存在选择性的抗生素耐药的细菌(比如利福平,氟喹诺酮类,夫西地酸或者克林霉素)[52],临床医生则需要进行骨培养。

严重性评估

11.任何糖尿病足感染的初步评估都需要获得重要的体征、相应的血

液检查以及通过切开创面探查和评估感染的深度和广度，来确定其感染的严重性。(强；中)

12.初步评估时，需评估动脉灌注以及是否何时进行下一步的血管评估或血管再通手术。(强；低)

糖尿病足创面的精确评估通常需要清除其上的胼胝体和坏死组织，以充分地观察创面。糖尿病足初始评估要点包括：受累组织的深度和范围、确定动脉的血供情况及是否需要血管再通、全身毒血症的评估[6,30,121]。轻度感染相对容易处理，中度感染则可能会危及肢体，重度感染甚至可能危及生命(表6.4A)。感染的严重性可以指导经验性抗生素的选择及其使用方式，并确定患者是否需要住院(表6.4B)，同时确定是否有必要进行外

表6.4　糖尿病足感染加重的特点和需要住院的适应证

A 提示糖尿病足感染加重

创面方面

创面	深及皮下组织(比如筋膜、肌腱、肌肉、关节、骨)
蜂窝织炎	大于2cm，进展迅速
局部体征	严重的炎症反应或硬结，捻发音，水泡，脱位，坏死和坏疽，瘀血或出血点，新的麻木

全身方面

表现	急性起病或急性加重，快速进展
全身体征	发热，寒战，低血压，意识障碍，低血容量
实验室指标	白细胞血症，非常高的C反应蛋白和红细胞沉降率，严重或加重的高血糖，酸中毒，新出现或者加重的氮质血症，电解质紊乱
复杂的情况	身体有异物(以外的或者外科植入的)，贯穿性创面，深部的脓腔，动脉或静脉供血不足，淋巴水肿，患有免疫抑制性疾病或者治疗
目前治疗	尽管进行了适当的抗生素及支持治疗，但是病情恶化

B 提示需要住院的情况

严重感染(见表6.4A)

代谢或者血流动力学不稳定

需要静脉治疗(门诊无法进行或者不合适)

需要住院进行检查

(待续)

（续表）

表现严重的足部缺血

外科操作需要(多数是小型操作)

门诊治疗效果不好

患者不能或者不愿意门诊治疗

需要更加复杂的敷料,患者或监护人自己无法完成

需要仔细和连续的观察

注:深部腔隙的感染可能没有表浅的体征,但临床医生发现如下情况时,要考虑其可能性。①患者有全身毒血症,炎症与皮肤创面不符合;②尽管进行了充分治疗,但感染持续存在或者炎症标志物仍很高;③既往控制较好的血糖升高;④原来没有感觉的足部疼痛增加[21,47,125]。特别要考虑到足部缺血的情况,因为它可能降低临床的发现和疾病进展。如果怀疑足部缺血,应该请有经验的外科医生会诊,并使用超声,MRI和其他影像学方法进行评估。

科手术和手术的时间以及截肢的可能[6,121-123]。

感染严重性评估首先可以根据前面所提到的临床感染分级表。败血症的其他临床表现包括少尿或者肠梗阻。实验室发现,提示严重感染包括C反应蛋白或降钙素原大于正常参考值上限的2个标准差, 血肌酐升高大于0.5mg/dL(44 μmol/L),凝血功能异常,动脉低氧血症[124]。

一些"真实世界"的数据来自于法国DFI住院患者的前瞻性、多中心观察研究的临床表现和结果[126]。291例患者大部分属于中度感染,但是42%符合败血症的标准。研究者发现,其中8例患者感染严重程度要比临床医生判断的更高一级;一半的患者怀疑合并有骨髓炎;超过一半的患者有周围动脉疾病;一半的患者没有足背动脉;但是只有1/3的患者进行了踝肱指数监测。尽管参与的中心对糖尿病足都很感兴趣,但是48%的患者临床结果难以令人满意。在住院期间,35%的患者进行了截肢,另外150例非截肢患者在出院一年后有19%进行了截肢。截肢的危险因素包括感染的严重程度和是否患有骨髓炎。另一个研究[127]认为,多重耐药菌(特别是耐甲氧西林的金黄色葡萄球菌,MRSA)与感染的严重程度升级或者更差的预后无关。这些发现强调:住院的DFI患者要进行严重性评估,然而目前评估的频率次数少,并且不充分。

微生物学考虑

13.细菌培养,首选的是感染创面内的组织标本而不是拭子的方法,以确定致病微生物与对其敏感的抗生素。(强;高)

14.不推荐重复进行细菌培养,只有当患者对于临床治疗没有反应,或患者需进行耐药菌的感染检测时,才可以重复培养。(强;低)

送标本的时间

临床诊断感染后, 微生物学检查的目的就在于明确病原菌及对其敏感的抗生素,以利于临床医生选择最佳的抗微生物学治疗方案.在未给予抗生素处理前,急性感染通常是由需氧的革兰阳性球菌引起(通常是一种细菌感染),但深部或者慢性的创面常常是由多种菌群包括需氧革兰阴性菌和厌氧菌所引起的[128,129]。皮肤病变、环境的暴露、近期曾进行过抗生素治疗,都会使患者容易产生不常见或者耐药的细菌。创面培养对于绝大部分 DFI 是有帮助的,但是对于没有溃疡的蜂窝织炎可能很难(原因在于皮肤穿刺的敏感性有限)。此外,对于没有感染的创面则无须进行细菌培养。但有一种例外,如果怀疑患者创面的定制菌有耐药性,即使没有感染的创面也要进行培养。临床医生要不断地在临床实践中更新常见抗生素的耐药谱。在患者严重感染,有全身体征毒血症的时候,需要进行血培养[30]。而当怀疑患者患有骨髓炎(详细内容在骨髓炎部分)时,则要取骨组织进行培养,并做组织病理学检验。

要注意的是,获取标本最好的时机就是患者出现临床表现时。但是对于已经接受了抗生素治疗的患者,如果病情稳定,需要在取材前几天停用

抗生素,以避免结果出现假阴性。除非患者临床治疗效果不佳,或者最初的标本有污染的可能,一般不需要重复培养

15.收集的标本要迅速送到实验室,采用无菌运输的容器,同时附上标本类型和取材的部位。(强;低)

从创面获得标本

只有正确的取材和处理创面的标本,培养的结果才是有意义的。尽管开放的创面拭子培养很容易获得,但是一些研究结果显示其结果与组织标本相比,敏感性和特异性都比较低。无菌的深部组织取材通常可以获得真实的病原菌,而表浅的培养往往包括病原菌,定值菌和污染,同时会错过兼性厌氧菌[128,130]。用刮勺刮取组织,或者在溃疡清创时基底部取材,钻取组织或者细针吸取脓性分泌物,能比创面拭子提供更精确的结果[128,131,132]。如果仅仅可以进行拭子,那最好在清创和冲洗创面之后进行。软组织和骨标本应该在取材后,放入无菌的装置中,立即送到实验室,同时要对所有分离的组织都进行检测。

创面标本的实验室检测

临床医生应该给微生物学实验室提供重要的临床细节(比如感染的部位、类型、标本的形式以及是否进行了抗生素治疗),这些都会影响到标本的处理和结果。遗憾的是,现在还没有关于从创面无论是拭子取材,还是软组织取材如何操作或者发送报告的一致性的国际指南。组织标本或者拭子标本一般至少要进行以下两种评估中的一种评估:表型或者基因型测试。

表型分析

　　表型测试是依据生理或者生物化学的特点去确定病原微生物。通过标准或选择性的培养基完成培养,同时根据局部、国家或全球的原则进行抗生素敏感性分析。传统的显微镜和染色技术,如革兰推片[133],能够提供更多的病原微生物的特点。总体而言,这些技术相对性价比高,操作简单,容易解释。表型分析结果通常报告的是引起感染的病原菌,最常见的革兰阳性球菌(比如葡萄球菌,链球菌)和革兰阴性杆菌(如肠杆菌,铜绿假单胞菌)和常见的专性厌氧菌(消化链球菌,拟杆菌)。但这些技术通常需要操作至少几天,会丢失一些难以培养的病原微生物,对于已经使用抗生素的患者帮助较少。

基因型分析

　　基因型(分子)分析是一种更加复杂的鉴定病原微生物的方法,不同的技术可以帮助去确定病原微生物的基因组成或者根据病原微生物单个或者多个的特点去确定其分组。临床实验室最常用的方法就是多聚酶链反应(PCR)[134]和实时(RT–PCR)及基因测序技术(Sanger法或者更新一代的方法)[135]。这些技术要比表型测试相对复杂,但是它们的敏感性和特异性高,一般在几小时就可以完成。因此,这些技术可以快速可靠的检测并确定病原微生物的基因,分析其特点,毒力测定以及抗药性测定[136]。而且这些技术能比表型检测出更多的病原微生物,特别是厌氧菌和难以培养的菌种,但是它们给临床带来的重要意义还不清楚[137]。

创面培养结果的解释

　　从一个高质量的标本中(需要进行革兰推片观察),培养出一种优势菌即可得到真实的病原菌。但如果分离出多种菌,尤其是浅表组织取材,就很难确定哪个是病原微生物。临床微生物学必须要和临床紧密结合,报告也必须利于临床解读。针对可能的定植菌(比如凝固酶阴性的葡萄球菌,棒状杆菌),一般不必进行靶向抗生素治疗。但当这些细菌反复生长或者标本长大时,就不能排除它们是病原菌的可能。在许多中心,金黄色葡萄球菌最为常见,或许是毒性最强的病原菌。有时会伴有链球菌(各组 β溶血性链球菌及其他链球菌),也是重要的病原菌。肠球菌也常常被分离出来,但通常处于第二位。

需要住院的感染患者往往是多种菌感染,这其中可能包括各种类型的需氧菌和厌氧菌[30,138]。革兰阴性杆菌(主要是肠杆菌,有时是铜绿假单胞菌或者其他阴性菌)通常是从慢性创面或者以前使用过抗生素的创面中同阳性球菌一起分离出来。最近的研究报告显示:革兰阴性杆菌(特别是铜绿假单胞菌)非常容易在亚洲或者非洲湿润气候的患者足部创面分离[139-142]。以上是否与环境因素、足部鞋袜、个人卫生、抗生素使用史或其他因素有关尚不清楚。专性厌氧菌常通过缺血或者坏死的创面或者深部组织分离得到,它们很少是单独出现,往往混合有需氧菌[143]。

多重耐药菌,特别是 MRSA,多见于以下情况

- 患者近期使用过抗生素。
- 既往住院治疗并形成了慢性创面。
- 患者有截肢史[144,145]。

在20 世纪 90 年代后期,MRSA 曾在多个国家流行,但是随着医院感染控制的改善,在许多国家,近期开始下降[146-148]。MRSA 引起的 DFI 被认为与严重的感染相关。但最近的综述发现,它们和其他细菌一样,有相似的临床表现和结局[127]。以前认为区分社区获得性菌株(更少的抗生素抵抗和通常毒力较强)与医院获得性菌株是有用的。但近些年来似乎变得不再可靠。在过去的 10 年里,由 DFI 引起的其他多重耐药菌株,特别是超广谱 β 内酰胺酶阳性的革兰阴性杆菌,甚至对于碳氢酶烯类耐药的细菌也开始报道。在糖尿病足感染的患者中偶尔会出现是耐万古霉素的肠

球菌的患者。此外,大量的糖尿病足感染的患者中也会出现非常罕见地携带可怕的超级细菌——耐万古霉素的金黄色葡萄球菌[153,154]。

◉ 治 疗 ◉

外科部分

16.部分中度和所有的重度的糖尿病足感染的患者要请外科专家会诊。(弱;低)

17.深部脓肿、腔室筋膜综合征、几乎所有的坏死性软组织感染都需要进行紧急外科干预。(强;低)

18.骨髓炎伴有以下情况时,需要进行外科干预,这些情况包括:蔓延的软组织感染、软组织包膜毁坏、X 线片显示进行性骨破坏、或溃疡中有骨突出。(强;低)

解 释

外科处理是深部软组织治疗的基石[125],早期干预会带来更好的结果[47,155-157]。然而,急诊外科只在以下情况进行:气性坏疽、坏死性筋膜炎、腔室筋膜综合征、全身败血症。对于每一位糖尿病足感染的患者,临床医生都要考虑外科干预是否必要,外科干预范围可以从小的切开、引流到广泛的切除,再血管化及大截肢。当创面有干性焦痂,特别是有缺血性足的时候,通常最好避免清除坏死组织,它们常常会自截。临床医生应该尽量避免大截肢,除非在以下情况:足部失去活力、存在威胁生命的感染(比如气性坏疽或坏死性筋膜炎)、足部没有功能。对于严重缺血的感染肢体,则需要进行再血管化治疗(腔内治疗或者开放的搭桥手术)。对许多非紧急感染的患者,外科干预应该限制在切开和引流,如果患者临床反应不好,再进行进一步的切除。

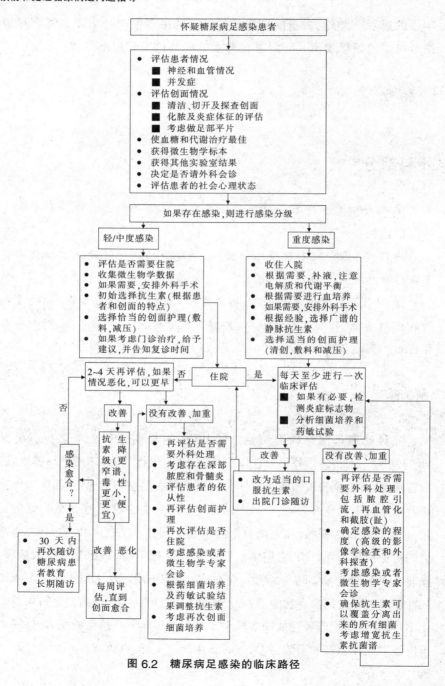

图 6.2 糖尿病足感染的临床路径

图 6.2 展示了处理糖尿病足感染的总流程。DFI 的手术应该是由完全掌握足部解剖知识并了解感染通过筋膜延伸方式(图 6.3,图 6.4)的外科医生来操作。外科处理的目的是深部脓液引流,通过足部腔室减压使坏死组织最小化,并去除失活和感染的组织。感染的入口和腔室的蔓延有一定关系:第 1 趾和第 1 跖骨头的感染通常会蔓延到足内侧腔室,第 2、3、4 趾及跖骨头的感染会蔓延到足中间的腔室, 第 5 趾及跖骨头感染会蔓延到外侧腔室[47,159]。足背部腔室感染受累来自于网状间隙或者足底部溃疡感染加重,即通过跖骨头或骨间的腔隙蔓延到足背。急性感染通常是沿着肌腱蔓延,由于各腔室不通,肌腱呈纵行走形,所以感染大多在一个腔室中,因此感染的肌腱应该进行广泛的清除。

一旦患者出现广泛的软组织坏死, 或又是为了保留其足部的功能,骨切除或者截趾通常是必要的。在进行外科手术时,应注意获取骨标本并及时进行培养和病理学分析。有数据显示,如果存在"清洁的边缘",比如骨切除部位培养的结果是骨质无感染, 那么抗生素治疗可以从几周缩短至几天。而且与骨边缘培养阳性的创面相比,其临床愈合率也显著提高[160]。外科处理只是糖尿病足感染多学科处理的一部分,同时还需要适当的创面护理及所有伴发症的内科处理。如果有必要,还需要适当的再血管化。

当必要的外科引流及清创操作及感染得到了控制以后, 足部的长期功能就成为考虑的重点。既往进行过外科操作或截趾的患者,由于其足部生物力学改变导致足部不稳定,容易再次出现足溃疡。外科医生在进行切除前足的手术和经跖骨截趾时,要考虑这些问题,以便保留使组织生物力学平衡[161]。

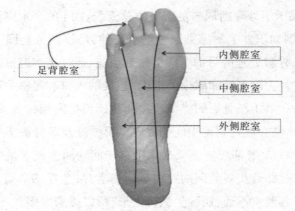

图 6.3　纵向观察足部腔室

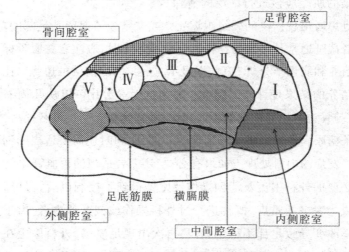

图 6.4　横向观察足部腔室

抗生素治疗

19.几乎所有临床感染的糖尿病足创面都需要抗生素治疗,没有临床感染的糖尿病足创面则不需要使用抗生素。(强;低)

20.治疗所选用的抗生素是基于可能的或已经证明的病原菌、它们的药敏结果、感染的临床严重程度、药物治疗糖尿病足感染的有效性的证据

和费用这几个因素。(强;中)

21.大部分轻度和中度的感染,只需要 1~2 周的抗生素疗程。(强;高)

治疗的指征

感染的糖尿病足创面如果不进行抗生素治疗,常常会导致进一步的组织破坏和创面的愈合水平变差。然而,抗生素治疗也会造成如副作用、经济费用增加、细菌耐药的风险增加[144]。所以抗生素只应该用于感染的创面。抗微生物治疗还没有被证明对于临床没有感染的皮肤创面,以及理论上所谓的慢性创面细菌的"生物负担"(一个差的定义)有好处[162-166]。现在发表的证据不能证明抗微生物治疗可以加快创面愈合或者降低临床发生感染的可能。如果存在可疑的感染,临床医生必须进行评估并做出决定,无感染处理还是有感染处理(进行感染分级),然后密切监测病情进展。

22.大部分重度感染和部分中度感染需要使用静脉抗生素,当抗感染效果良好时可以转换为口服抗生素。(强;低)

抗生素给药途径

抗生素要在感染部位达到治疗浓度首先要有充足的血浆水平[167]。由于静脉抗生素达到治疗量的血浆水平更快更可靠, 故以下情况推荐静脉给药:患者有全身疾病或有严重的足感染,不能耐受口服抗生素或口服抗生素对细菌不敏感。在患者临床情况稳定,感染治疗显效后,大部分可以转换为口服抗生素。对于一些需要延长静脉抗生素的患者,如骨髓炎或者对口服抗生素耐药的患者,若条件允许,可以在门诊进行静脉治疗。

与静脉治疗相比,口服抗生素更加便捷,没有输液相关的并发症,而且廉价。口服抗生素的胃肠道吸收变化很大,其中较好吸收的口服抗生素有以下几种:氟喹诺酮类、克林霉素、利福平、磺胺甲噁唑、利奈唑胺和多西环素[168]。这其中大部分的其他口服药物也可以在血浆和组织中达到充足的浓度[168]。特别是氟喹诺酮类,可以在糖尿病足感染达到组织高浓度,甚至在胃轻瘫的患者中也可以达到组织高浓度[171]。遗憾的是,氟喹诺酮类相伴的副作用的风险也随之增加。包括难辨芽孢梭菌疾病,对一种氟喹诺酮类耐药导致对其他同类药物也耐药[172]。目前没有数据能够证明充分的组织浓度可以预测成功的临床结局[173]。新上市的药物其抗菌谱更宽,对于耐药的革兰阳性球菌也有更好的活性,以及更长的半衰期(可以减少服药频率),口服利用度也更高。但是这些药物更加昂贵,且只有短期的安全性评估。实际上,在 DFI 的治疗中,没有哪一种抗生素是最值得推荐的。近期的一项大型多中心随机对照研究发现,新的药物多西环素(一种广谱抗生素,包括 MRSA)与厄他培南(联合或者不联合万古霉素)相比,临床结果较差,副作用更高,有统计学意义[174]。

抗生素扮演的角色是治疗感染及预防感染的蔓延。糖尿病合并外周血管疾病,就会限制抗生素运输、渗透到感染的足部组织[171,175]。如果患者有严重的动脉供血不足,甚至是下肢缺血,理想的是应该进行再血管化治疗。然而,对于下肢动脉供血不足的问题,目前已经有一些方法来促进抗生素到达下肢。比如:在一定压力下逆行静脉给药[176,177],经动脉(比如股动脉)给药[178],清创后一级愈合的创面用导管滴注抗生素[179],负压吸引同时给予生理盐水、抗菌肽或抗生素滴注[180-184]。不过这些方法证据都尚不充分,故暂不做推荐。

由于可以在感染部位达到高浓度而且没有潜在的全身毒性作用,对于不能进行全身应用的药物也可以进行局部给药,局部在足部创面使用抗生素是吸引人的。但在理论和实践中,有其使用的局限性,例如更容易出现局部过敏,对于完整的创面效果有限,发生抗生素耐药的阈值会降低[186]。一项 835 例糖尿病足溃疡感染的患者(这些患者符合PEDIS分级的 2 级和 3 级)的随机试验,一部分创面局部给予抗菌肽,另一部分则口服氟喹诺酮类药物,两者临床改善效果相当,均在 85%~90%[187]。局部抗生素可以与全身抗生素联合使用。一项临床试验比较了中度感染的两组糖尿病足患者,一组给予标准的治疗(给予左氧氟沙星),另一组在此基础上同时联合每天一次的局部庆大霉素凝胶海绵治疗[188]。在这 56位患者中,联合凝胶海绵组在第 7 天临床愈合率低于标准治疗组,有统计学意义(首要终点),但是后期随访发现,联合凝胶海绵组临床愈合率显著高于标准治疗组(治疗 28 天,之后再随访 2 周)。

目前,市面上存在各种抗微生物制剂,比如抗微生物的渗透性创面敷料(含有各种形式银或碘的敷料)或许可以减轻、甚至治疗轻度的感染[186]。但由于数据非常有限,尚需进一步的研究去证实,故不推荐局部抗微生物治疗[186,189-192]。对于深部外科创面,含有抗生素浸渍的珠子,水泥或可生物降解的吸收性明胶海绵能提供局部的高抗生素的浓度 (可持续几天),一些情况还可用于填塞无效腔[192,193]。一项系统评价和不少专家的观点都认为,庆大霉素浸渍的珠子数据过于有限,同样不做任何的临床推荐[186,194]。

抗生素的选择

最初抗生素的选择是有赖于医生的经验,例如,猜测使用的抗生素将会覆盖最有可能的细菌。这些抗生素应该尽可能的覆盖绝大多数的常见的病原菌,然后再根据感染的严重性,临床反应和药敏试验进行调整。我们推荐对于轻度感染的患者,使用窄谱抗生素,只有当临床效果不佳,特别是培养结果为耐药菌时才进行调整。而对于许多中度和所有重度感染的患者,应该及时给予广谱的抗生素。经验性抗生素的选择还应考虑以下因素:感染相关因素,病原菌因素,患者的并发症,潜在的与药物相关的问题(见表 6.5)。

表 6.5　DFI 患者抗生素选择的影响因素(特殊的药物,给药途径,治疗疗程)

感染相关因素

临床感染的严重性(见表 2.1)

近 3 个月的抗生素使用情况

骨感染的表现(怀疑或者证实)

病原微生物相关因素

可能不是 GPC,(例如 GNR,厌氧菌)

既往有定制菌史或 MDRO 感染

当地抗生素耐药率

患者相关因素

对任何抗生素过敏

免疫功能受损

患者治疗的依从性

肾功能或者肝功能不全

胃肠吸收功能受损

患足存在周围动脉疾病

有 MDRO 的高风险,或者不常见的病原菌(例如住院、旅游或动物暴露)

药物相关因素

安全性(副作用出现的频率和严重性)

药物之间的相互作用

用药频率

药物可以获得/限制获得

费用考虑(性价比)

满足使用指征

可能导致难辨芽孢梭状杆菌或抗生素耐药

已发布的有用的数据

注:GPC=革兰阳性球菌(需氧);GNR=革兰阴性杆菌(需氧);MDRO=多重耐药菌

　　创面标本的革兰推片, 可以给临床医生提供直观的病原菌的数目和革兰分类,并指导经验性抗生素的选择[195]。这种方法简单,廉价,尤其适合在资源有限的地区使用。近期一项来自坦桑尼亚的 128 例 DFI 患者的研究发现,革兰染色对于细菌生长的阳性预测值是 93%,对于革兰阳性菌的预测值是 75%(15/20),对于革兰阴性菌的预测值是82%(31/38)[133]。

　　经验性抗生素，大部分时候只要挑选针对标准的葡萄球菌和链球菌感染的抗生素即可。如果怀疑患者患有MRSA（比如当地MRSA患病率高，或患者近期住过院并进行过抗生素治疗或者已知MRSA定植），就应该增加一种针对MRSA的抗生素。患者如果接受过抗生素治疗（不管什么原因），或者他有更严重的感染，抗生素的覆盖范围就应该扩大到革兰阴性杆菌，一些比较罕见的病例，要覆盖肠球菌。通常不考虑去覆盖抗假单胞菌的治疗，如果出现以下情况：当地铜绿假单胞菌感染率偏高，气候湿润，或患者经常有足部涉水史，这时要给予患者铜绿假单胞菌的抗生素覆盖。至于坏死、坏疽或难闻气味的创面，要考虑给予经验性的抗厌氧菌治疗，还应进行清创。抗生素联合用药见于以下情况：大于一种的病原菌；病原菌容易出现耐药（比如假单胞菌），或者选择性耐药（利福平单独治疗骨髓炎时很容易耐药）。一些DFI对于抗生素有高的耐药性。来自于意大利的一项报告显示，广泛耐药的铜绿假单胞菌就需要黏菌素联合利福平和亚胺培南治疗[196]。

　　当细菌培养和药敏试验结果得到以后，考虑调整为针对致病菌相对特异的抗生素。为了降低细菌的耐药性，推荐使用窄谱抗生素，但是评价经验性抗生素的临床效果也很重要。如果临床效果明显，患者同时也能接受治疗，甚至其中一些细菌对目前的抗生素耐药，仍可以延续目前的抗生素[197,198]。相反，如果临床效果欠佳，那就要调整抗生素以覆盖所有的细菌。但分离出的细菌对目前正在使用的抗生素敏感，临床感染却持续在加重，要考虑以下情况：必要的外科干预；致病菌培养条件要求苛刻，普通培养方法无法培养；患者对抗生素治疗的依从性差；由于胃肠吸收差，或者药物相互作用使抗生素快速被代谢，从而导致抗生素的血浆浓度不充分。

　　一些抗生素（部分使用历史长达几十年）已经成功地被用于DFI的治疗，但目前没有前瞻性的研究对它们的临床效果进行比较。它们包括半合成耐酶的青霉素（比如双氯西林、奈夫西林、氟氯西林），头孢类（比如头孢唑林、头孢曲松、头孢他啶），糖肽类（替考拉宁、奥利万星、特拉万星、达巴万星),利福平,夫西地酸,磺胺甲噁唑和多西环素。而下面的这些抗生素已经在糖尿病足感染患者的前瞻性研究中，证明单药或者联合使用是有效的(见表 6.6)[8,9]。

- 头孢类(口服:头孢氨苄;静脉:头孢西汀、头孢噻肟、头孢吡咯、头孢洛林)。
- 青霉素/β 内酰胺酶抑制剂 (口服:阿莫西林/克拉维酸;静脉:阿莫西林/舒巴坦、哌拉西林/他唑巴坦和替卡西林/克拉维酸)。
- 碳氢酶烯类(静脉:亚胺培南/西司他汀,厄他培南)。
- 氟喹诺酮类(口服和静脉:环丙沙星、左氧氟沙星、莫西沙星)。
- 其他药物:克林霉素(口服和静脉);利奈唑胺(口服和静脉);达托霉素(静脉);替加环素(静脉)和万古霉素(静脉)。

列在表 6.6 中同一系列其他抗生素同样被证明临床治疗有效。总之,纵观已发表的众多研究中,各种抗生素治疗的临床及微生物的有效性是类似的,尚未发现最佳的治疗糖尿病足感染的单药和组合[8,30,52,173,201-203]。我们需要了解以下知识:目前使用中有效的抗生素,特别是新抗生素。由于出现耐药或者新的毒性作用或者药物间的副作用而被停用的过时的抗生素。但了解抗生素治疗总的原则更加重要[195,202,204,205]。尽管抗生素的费用只占治疗费用的一部分,只要不是非要选某种抗生素,便宜的抗生素应该优先考虑[206]。目前迫切需要关于 DFI 患者各种抗生素疗效和花费的比较性研究[8,30,207,208]。表 6.6 根据感染的分级,给出了经验性抗生素的选择方案。如果 DFI 合并有真菌感染,那往往是混合感染的一部分[209]。

另外一个影响抗生素疗效的因素是细菌的生物膜。在许多慢性创面,大部分 DFI 创面,以及由于宿主防御对许多抗生素抵抗的情况下,可以看到黏液样的生物膜包绕在细菌表面的周围[210,211]。清除生物膜中的细菌通常使用物理方法, 同时联合一些高剂量的抗微生物制剂可以使清除效果更佳。这些制剂包括局部使用次氯酸[212],卡地姆碘[213]和全身使用氟喹诺酮类,利福平,达托霉素或夫西地酸[214,215]。

表 6.6 糖尿病足感染经验性的抗生素选择方案

感染程度	附加因素	常见病原菌	经验性抗生素 [a]
轻度	无复杂的情况	GPC	半合成青霉素;第 1 代头孢菌素
	β 内酰胺酶敏感或耐药	GPC	克林霉素；氟喹诺酮类；磺胺甲噁唑;大环内酯类;多西环素
	近期使用过抗生素	GPC+GNR	阿莫西林/克拉维酸;阿莫西林/舒巴坦;氟喹诺酮类;磺胺甲噁唑
	MRSA 高风险	MRSA	利奈唑胺；磺胺甲噁唑；大环内酯类;多西环素;氟喹诺酮类
中到重度[b]	无复杂的情况	GPC±GNR	阿莫西林/克拉维酸,阿莫西林/舒巴坦;2 代/3 代头孢菌素
	近期使用过抗生素	GPC±GNR	哌拉西林/他唑巴坦,替卡西林/克拉维酸,3 代头孢,厄他培南
	侵蚀性溃疡，温暖的气候	GNR，包括假单胞菌	哌拉西林/他唑巴坦和替卡西林/克拉维酸;半合成青霉素+头孢他啶,半合成青霉素+环丙沙星，亚胺培南或美罗培南或多利培南
	缺血性下肢/坏死/气体形成	GPC±GNR±厌氧菌	阿莫西林/克拉维酸,阿莫西林/舒巴坦或哌拉西林/他唑巴坦,替卡西林/克拉维酸，厄他培南或亚胺培南或美罗培南或多利培南;2 代或者 3 代头孢菌素+克林霉素或者甲硝唑
	MRSA 高风险	MRSA	考虑 MRSA 的风险因素,糖肽类;利奈唑胺;达托霉素;夫西地酸;磺胺甲噁唑(±利福平 *);多西环素;氟喹诺酮类
	GNR 耐药的高风险	ESBL	碳氢酶烯类,氟喹诺酮类,氨基糖苷类,黏菌素

GPC=革兰阳性球菌;GNR=革兰阴性杆菌;MRSA=耐甲氧西林的金黄色葡萄球菌;
ESBL=超广谱 β 内酰胺酶。

* 一般目前认为合并骨髓炎时才用。

a. 对于严重的感染使用常规推荐剂量。如果存在氮质血症,肝功能不全,则进行计量的调整。

b. 口服抗生素一般不用于严重的感染,除非是经过静脉抗生素好转,出院随访后使用口服抗生素。

抗生素治疗的疗程

糖尿病足感染,包括皮肤、软组织及骨感染的最佳治疗疗程目前尚不清楚。基于现有的数据,轻到中度的皮肤软组织感染通常需要 1~2 周[9,131,173],严重的皮肤和软组织感染至少需要 3 周[9,173,197,198,216,217]。

由于抗生素仅针对感染,并不会促进创面愈合。所以即使创面没有愈合,只要感染的症状和体征消失以后,就可以停用抗生素。再次根据临床评估,以下情况则需要延长疗程:免疫力低下、创面血液供应差、创面大、坏死多或骨髓炎。在偶尔的情况下,延长的静脉抗生素治疗可以考虑在门诊进行[218]。经过充分地清创,感染组织切除或者截趾后,抗生素的疗程也应该相应缩短。有些患者不能(或者不愿意)外科切除,或者在感染的部位有异物植入,这时可以延长或者间断给予抗生素治疗。

创面处理

23.不选择特殊的敷料用于预防足感染和改善足感染的预后。(强;高)

对于 DFI 的治疗,抗生素和外科处理(大部分情况)不可或缺,但是同时要处理以下情况:下肢血液供应不充足,血糖控制差,创伤持续或者创面护理的不当。大部分 DFU 需要仔细的清洁和去除失活的组织,因为这些组织会影响创面愈合和加快感染。目前没有糖尿病足溃疡最佳的清创频率和同一类型的前瞻性研究。但是在非感染的 DFU 患者的临床研究事后分析发现,多次清创与愈合率增加呈正相关[221,222]。关于各种创面敷料及局部使用的抗微生物制剂的系统评价中,还没有证据发现哪一种治疗是最佳的[223,224]。例如,简单的纱布敷料和银离子敷料、水凝胶和藻酸盐敷料,促进创面愈合的效果相当。一般来讲,如果 DFU 创面有大量的渗出,就需要一种敷料去吸收渗液,相反,如果是干性创面,就需要敷料去保持创面湿润。为了有一个清洁的创面,以利于临床观察,最好每天更换一次敷料。全接触石膏敷料不利于患者和医生去观察创面及治疗效果,一般不推荐用于感染的创面。进一步创面护理问题详见 IWGDF 的创面护理指导。

骨髓炎的治疗

24.糖尿病足骨髓炎,感染的骨未经去除,推荐使用 6 周抗生素。当感染的骨组织去除后,抗生素治疗不超过 1 周。(强/中)

对于许多 DFO 的患者而言，外科清创或者切除骨质的确行之有效，并能使其获益。但有些病例仅用内科治疗就可以成功。一些回顾性的研究显示:2/3 的 DFO 患者仅仅使用抗生素,不需要外科干预就可以治愈(或者基本治愈)[111,119,225-229]。这些研究中,临床医生用了更高的日推荐剂量,而且疗程至少 2 个月(平均 3~6 个月)。遗憾的是,这些研究都没能揭示哪种类型的 DFO 可以不用外科手术就成功治愈[111,119,225-229]。一些病例显示,保守的外科(去除感染坏死的骨而不截趾/截肢)联合抗生素治疗可能会获得最佳的效果[157,230-233]。一项来自法国和西班牙的四个中心的回顾性研究,把金黄色葡萄球菌感染的 DFO 患者分为两组,一组给予"内科治疗"(仅给予抗生素治疗及床旁的软组织清创),另一组给予"外科治疗"(手术联合延长抗生素治疗)[234]两组结果类似。外科组愈合率是 80%,内科组愈合率是 87%。内科组患者的住院频率要少于外科组患者(49%比 94%),但住院时间更长(17 天比 12 天,)抗生素治疗时间更长(11 周对 10 周)和副作用更多(33%比 9%)。

最近一项发表的前瞻性、随机试验比较了两组 DFO 患者的治疗效果。一组仅仅给予抗生素治疗(达到 90 天),另一组给予局部外科手术,即截除感染的骨(同时用大约 10 天的抗生素)[235]初级终点是足部创面的愈合率, 抗生素组 18 人, 外科组 19 人, (愈合率即为 75% 比 86.3%,P= 0.33)。在中位治疗时间(6~7 周),外科手术次数(首次或者再次操作,包括小截趾),再次溃疡(溃疡愈合后 12 周复发),相关的并发症这些方面,两组同样没有统计学差异。这项研究提示,在神经性前足溃疡伴有骨髓炎,但是没有缺血和坏死性软组织感染的患者,单独抗生素治疗与外科治疗为主的短期效果相似。这项研究值得注意的是注册的患者数目相对较少,仅仅有 1/3 的患者符合标准,进行了研究评估,随访时间相对短,因此结果需要谨慎对待[236]。表 6.7 总结了治疗糖尿病足骨髓炎选择内科方案和外科方案的影响因素。

表 6.7　初始选择抗生素治疗或者外科治疗 DFO 的影响因素

内科治疗

　　患者内科情况不好,不适合外科手术

　　术后足部生物力学差(如中足或者后足感染)

　　足部不需要外科处理

　　前足有小的感染

　　没有有经验的外科医生

　　患者不愿意外科治疗

外科治疗

　　足感染合并有骨坏死或关节暴露

　　足部功能不能保留

　　患者已经住院

　　患者存在与特别的抗生素相关的高危风险因素

　　感染的细菌对抗生素耐药

　　肢体血运没有得到纠正(不利于抗生素运输)

　　患者要求外科治疗

注:根据 Lipsky2014 年 Diabetes Care 的图表修改[236]。

　　2008 年,IWGDF 就 DFO 的治疗做了系统评价并制订了指南,2012 年和 2015 年,对 DFI 的所有类型进行了更新[9,173]。最近,一项非系统评价又提供了一项使用全身抗生素去治疗慢性骨髓炎的指导方案[237]。当治疗 DFO 时,以下重要的因素要被考虑:感染的解剖部位、局部血液供应、软组织和骨组织破坏程度、全身感染的体征和患者对于治疗的依从性。同时，最好根据骨培养的结果选择治疗骨髓炎患者的抗生素，特别是需要长期治疗的[49,119]。一般而言，抗生素需要去覆盖最常见的病原菌——金黄色葡萄球菌。然后根据患者的病史或培养结果决定是否需要更广谱的抗生素。一些抗生素不能很好地渗透到骨组织，且目前测量骨组织抗生素的水平并不可靠，关于这个问题的数据价值受到限制。而且，也没有研究过抗生素骨吸收水平高与临床预后的改善。尽管骨髓炎传统的治疗方法是静脉(至少起始为静脉)，长期(至少4周)治疗，但是这些方法也都缺乏强有力的数据支持。有些患者在静脉抗生素治疗一周后可以转换为口服抗生素，然后完成整个疗程。这时要选择骨生物利用度高的口服抗生素[包括氟喹诺酮类，利福平(通常是联合其他药物使用)，克林霉素，利奈唑胺，夫西地酸或磺胺甲噁唑]。如果感染的骨在术中被去除，则要根据软组织的情况，决定是否需要更短的抗生素疗程(比如2~14天)。广泛清创术后，抗生素治疗超过6周，或者静脉抗生素超过1周，并没有增加临床的缓解率。最近一项随机对照研究，40名DFO患者，不进行外科处理，一组给予6周的抗生素，一组给予12周的抗生素，在缓解率上没有差异(60%比70%)，但是给予6周抗生素组的副作用更少[238,239]。

对于一些难治性感染，进行长期抑制治疗，或者反复发作并间断使用抗生素的患者，可能需要最佳的治疗方案。如果感染的体征持续存在或者感染复发，强烈推荐进行经皮骨组织活检，确定是否有骨感染，或病原菌是否改变并分析其药敏试验。抗生素浸渍的珠子[192]，海绵[188]，水泥或其他在一些小型研究中植入装置，成功地治疗了DFO[193]。

辅助治疗

25.我们不推荐糖尿病足感染使用各种辅助治疗。(弱；低)

解 释

　　一些研究报道中显示,在抗生素和外科治疗的基础上,额外的附加方法可以缓解感染,加快创面的愈合或者改善宿主的反应能力。这些方法包括创面负压吸引(NPWT),全身高压氧治疗(HBOT),粒细胞集落刺激因子(G–CSF)和蛆虫治疗[9,240]。NWPT 常用于感染性心胸外科、创伤外科和矫形外科的创面, 我们目前尚没有看到专门探讨 NPWT 在治疗感染性糖尿病足创面中所起作用的研究。一项随机对照研究显示:慢性糖尿病足创面的患者,在经过了部分截趾以后,负压治疗组比对照组感染率更高(16.8%比 9.4%),但没有统计学意义[241]。一项回顾性队列研究显示,糖尿病足感染患者在 NPWT 治疗时,使用杀菌溶液冲洗创面,与对照组相比,愈合率更高或外科创面缩小率更快,住院时间更短[182]。另外一项130 名糖尿病足感染患者的研究,在外科清创及小截趾术后,随机将患者分为两组,一组给予 NPWT,另一组给予半透性银离子敷料[242]。作者得出结果:"NPWT 能够更快地促进肉芽组织覆盖到暴露的骨质上,能够更好更快地控制感染,并且减少了创面愈合的时间。"我们很难解释这些终点结果,待进一步的前瞻性的研究去揭示。

　　一些临床试验将 HBOT 用于治疗 DFU,结果显示:患者创面愈合率提高和截肢(趾)率下降[243-246]。这些研究大部分都是 Wagner 3 级溃疡,其中包含一些骨髓炎患者, 但这些研究对 DFU 患者没有做任何亚组分析,也没有关于与感染相关结果的专门报告。到目前为止,没有数据支持HBOT治疗软组织感染及骨髓炎。

　　一项收集了 5 项研究,一共 167 名 DFI 患者的荟萃分析显示,使用各种类型的 G–CSF 去治疗 DFI, 和对照组相比, 可以减少外科手术和截肢(趾)并缩短住院时间,但不能改善感染缓解、创面愈合及缩短全身抗生素的使用时间[9,247,248]。蛆虫清创或幼虫生物治疗已显示有抗菌作用[249]。近期关于慢性创面(包括 DFU)蛆虫治疗的一项荟萃分析显示,其中一项研究显示使用蛆虫治疗较不使用组相比,可以明显缩短抗生素使用时间。另外两项研究显示使用和不使用蛆虫治疗,在使用抗生素上没有区别[250,251]。

治疗的结果

轻度的 DFI 患者,经过恰当的治疗,就可以使其体征和症状缓解,通常不需要截趾。但感染深入到深部软组织或骨质,结果通常不容乐观,这时往往需要外科清创、骨截除或者部分截趾。随着感染范围的扩大,在住院患者中,尽管在有专家的医疗中心,治疗结果不佳的比例(大部分是截趾)也会占到一半。在专家有限或者资源缺乏的医疗中心,下肢的截肢率可以达到 50%~60%[9,22]。最近来自美国的一项报告显示:57 例 DFI 出院患者,门诊给予其静脉抗生素治疗,出院时 93% 的患者认为治疗成功,但 6 个月后随访,仅仅有 64% 是治疗成功的[39]。毫无疑问,中度感染要比重度感染的成功治愈率高(79% 比 21%,P=0.04)。遗憾的是,在一项小型的回顾性研究中,根据 IDSA 的糖尿病足感染指南制订治疗方案,效果欠佳,且提示感染分级与治疗结果无关。另一项美国的研究中显示:涵盖 3 个不同的大学附属医院中心的 234 名 DFI 住院患者,患者的创面愈合率仅仅是 17%,截肢(趾)率是 42%[253]。截肢的独立危险因素为坏疽,骨髓炎和创面面积大于 5cm²。

有经验的外科医生可以避免患者足部截肢(比如经踝截肢),超过 80% 的患者需要进行长期的抗生素治疗[114]。下肢或者足部的缺血严重影响着足部的治疗结果,尤其合并感染时预后更差[254]。不幸的是,一侧足感染后会增加另一侧感染的可能性,足感染在糖尿病患者占 20%~30%。尤其是伴有骨髓炎的患者[255]。

判断骨髓炎愈合很困难。临床专家建议,如下情况提示病情得到缓解:红细胞沉降率下降(C 反应蛋白水平下降),足部 X 线平片显示破坏的骨质重建,创面中软组织覆盖在骨组织上并开始愈合。作者不推荐根据阴性的核素扫描结果去判断感染的预后情况。术后骨边缘组织取材,培养结果阴性与阳性相比较,其感染的再复发率要低[256]。由于 DFO 复发很常见,至少 1 年以后才能称为治愈,这 1 年中只能称为"缓解"。预测愈合的影响因素包括:没有骨质暴露、能摸到足背动脉、足趾压力大于 45mmHg,踝部压力大于 40mmHg。外周血白细胞小于 12 000/mm³,下肢经皮氧分压大于 40mmHg[13,257]。还没有证据显示临床结果与特殊的病原菌相关,包括 MR-SA,也包括骨髓炎病例[258]。由于感染存在复发风险,DFI 患者的教育和进一步的足部问题咨询都是预防复发的重要手段。

发展中国家(低收入)需要注意的问题

26.处理糖尿病足感染时,要评估传统药物的使用、既往抗生素使用、当地的病原菌及其细菌敏感谱。(强;低)

DFI 指南必须要和当地的社会、经济情况相适应。所以处理 DFI 的许多方法,不能把发展中国家(低收入)和发达国家(高收入)两者相提并论。在经济不发达地区,创面的感染可能是由于糖尿病患者没有穿着具有保护性的鞋袜(比如拖鞋),又或是鞋袜不合适以及赤足行走。还要考虑当地恶劣的卫生条件,患者可能因为被老鼠咬伤而增加感染[259],也可能是蛆虫引发的感染[260]。由于患者缺乏与健康相关的知识,或当地附近没有医疗机构,或由于经济原因,这些糖尿病足感染的患者往往延迟就医[261]。有可能尝试使用当地传统的中草药进行治疗[262-264],又或询问中草药治愈的患者,或者辗转于初级医疗机构与地区医疗机构之间[265]。在印度西部最近一项问卷调查中显示:382 人发现足部问题后马上就医,313 人愿意先在家治疗, 延迟就医 [266]。在家治疗组后期住院后所用时间要长于马上就医组(16.3 天比 8.5 天),且在家治疗组住院后需要外科清创的人数也更多。但是大截肢率在两组之间没有统计学意义(9.3%比 5.2%),医疗花费两组都是10 821美元。在发展中国家,购买抗生素不需要处方,因此患者在正式就医前,往往自己买药治疗,咨询药剂师或者其他无医疗资质的人。这种无监督的治疗方法,有时是有质量问题、过期药物或剂量不足,导致出现多重耐药的细菌[262,267]。

在发展中国家或低收入国家中, 医疗卫生人员无法获得糖尿病足感染患者的微生物学资料,就无法确定患者感染的细菌和敏感的抗生素,也无法获得当地的常见细菌谱。最近的研究显示,DFI感染的细菌在世界不同的地区变化很大[268]。与西方国家相比,亚洲和非洲的报告显示革兰阴性杆菌(特别是铜绿假单胞菌)更常见。许多临床医生没有基本的(更不用说高级的)知识,比如影像学知识。当地也没有充分了解足部解剖知识的专家,也拿不出治疗DFI的保守方案。甚至当患者接受了医生的治疗并给予处方时,可能因为贫穷而负担不起整个治疗费用,或者只能服用毒副作用大,效果有限的廉价药物。

这些地区患者面临的社会处境会影响他们的正常治疗。家庭和社会环境不允许他们受累的足部得到休息,又或者他们买不起减压装置。他们可能还需要走很长的路才能见到医生,而且他们不能按时复诊。这种情况很好理解,在低收入的国家,不要想着去做"二级的"或者"最佳的"治疗方案。在发展中国家,改善DFI需要教育(包括患者,药剂师和医护人员)和基金(诊断,治疗及预防设施)的支持[263,269,270]。

存在争论的问题

1.我们如何监测治疗并确定感染已被治愈的时间?

这是一个重要的问题,它的解决可以避免不必要的延长使用抗生素。

2.抗生素治疗骨髓炎的最佳疗程是什么?

因为骨感染比软组织感染更难以愈合, 所以抗生素治疗骨髓炎的时间要长于软组织感染,这是一个重要的问题。

3.在低收入的国家,我们更应该选择哪些方法去治疗 DFI?

这些国家的 DFI 的发病率在快速上升,同时他们的资源有限,应该把改善临床条件放在首位,以确定最佳的治疗方法,而不是一味推荐"二线"治疗方法。

4.对于 DFI 患者,我们应该在什么时候,选择什么样的影像学检查?

影像学检查比较昂贵,耗时,等待其结果所耗费的时间可能会耽误最佳的治疗时机。尤其是新的技术,要评价其性价比,优化使用以帮助改善治疗方案。

5.对于骨髓炎患者,我们何时首选抗生素治疗,何时首选外科治疗?

某些情况下,这是一个有争论、亟须解决的问题。数据多来自回顾性研究,目前为止仅仅有一项前瞻性研究。需要大型的、良好设计的前瞻性研究才能更好地回答这个问题。

6."生物学负担"这个概念在临床中使用吗?

这个词在创面愈合中(也有医药企业)广泛应用,但是没有一致的定义。确定它的价值及标准化定义,有助于医药企业生产有针对性的产品及临床医生了解如何应对。

7.分子微生物学(基因型)测试对于 DFI 治疗的价值如何,怎样解读?

应用分子生物学技术方法是大势所趋,但什么时候做测试,如何解释其结果在抗生素治疗中的作用,对于临床医生非常重要。

致谢

我们感谢以下教授作为通讯成员:Zulfiqarali G. Abbas (United Republic of Tanzania); M. Bulent Ertugrul (Republic of Turkey); Alexandra Jirkovska (Czech Republic); José Luis Lázaro Martinez (Kingdom of Spain); Aziz Nather (Republic of Singapore); Nina Rojas (Republic of Chile); Carlo Tascini (Italian Republic); Oleg Udovichenko (Russian Federation);

Zhangrong Xu (People's Republic of China).

参考文献

1. Guyatt GH, Oxman AD, Vist GE, Kunz R, Falck -Ytter Y, Alonso -Coello P, Schune-mann HJ: GRADE: an emerging consensus on rating quality of evidence and strength of recommendations. BMJ 336:924–926, 2008

2. Raspovic KM, Wukich DK: Self–reported quality of life and diabetic foot infections. J Foot Ankle Surg 53:716–719, 2014

3. International Working Group on the Diabetic Foot. International Consensus on the Diabetic Foot and Supplements, DVD. Apelqvist, J., Bakker, K., Van Houtum, W. H., Nabuurs -Fransen, M. H., and Schaper, N. C. Complete IWGDF data DVD Guidelines 2011 at http://shop.idf.org. 2011.

4. Pecoraro RE: Chronology and determinants of Tissue Repair in Diabetic Lower Extremity Ulcers. Diabetes 40:1305–1313, 1991

5. Reiber GE, Pecoraro RE, Koepsell TD: Risk factors for amputation in patients with diabetes mellitus. A case-control study. Ann Intern Med 117:97–105, 1992

6. Lavery LA, Armstrong DG, Murdoch DP, Peters EJ, Lipsky BA: Validation of the Infectious Diseases Society of America´s diabetic foot infection classification system. Clin Infect Dis 44:562–565, 2007

7. Paisley AN, Kalavalapalli S, Subudhi CP, Chadwick PR, Chadwick PJ, Young B: Real time presence of a microbiologist in a multidisciplinary diabetes foot clinic. Diabetes Res Clin Prac 96:e1–e3, 2012

8. Lipsky BA, Peters EJ, Senneville E, Berendt AR, Embil JM, Lavery LA, Urbancic - Rovan V, Jeffcoate WJ: Expert opinion on the management of infections in the diabetic foot. Diabetes Metab Res Rev 28 Suppl 1:163–178, 2012

9. Peters EJ, Lipsky BA, Aragon -Sanchez J, Bakker K, Boyko EJ, Diggle M, Embil JM, Kono S, Lavery LA, Senneville E, Urbancic-Rovan V, Van Asten SA, Jeffcoate WJ: A systematic review of interventions in the management of infection in the diabetic foot. Diabetes Metab Res Rev In Press: 2015

10. Peters EJ, Lipsky BA: Diagnosis and management of infection in the diabetic foot. Med Clin North Am 97:911–946, 2013

11. Lavery LA, Armstrong DG, Wunderlich RP, Mohler MJ, Wendel CS, Lipsky BA: Risk factors for foot infections in individuals with diabetes. Diabetes Care 29:1288–1293, 2006

12. Hao D, Hu C, Zhang T, Feng G, Chai J, Li T Contribution of infection and peripheral artery disease to severity of diabetic foot ulcers in Chinese patients. Int J Clin Pract 68:1161–1164, 2014

13. Prompers L, Schaper N, Apelqvist J, Edmonds M, Jude E, Mauricio D, Uccioli L, Urbancic V, Bakker K, Holstein P, Jirkovska A, Piaggesi A, Ragnarson -Tennvall G, Reike H, Spraul M, Van Acker K, Van Baal J, Van Merode F, Ferreira I, Huijberts M: Prediction of outcome in individuals with diabetic foot ulcers: focus on the differences between individuals with and without peripheral arterial disease. The EURODIALE Study. Diabetologia 51:747–755, 2008

14. Acosta JB, del Barco DG, Vera DC, Savigne W, Lopez-Saura P, Guillen NG, Schultz GS: The pro-inflammatory environment in recalcitrant diabetic foot wounds. Int Wound J 5:530–539, 2008

15. Berlanga-Acosta J: Diabetic lower extremity wounds: the rationale for growth factors - based infiltration treatment. Int Wound J 8:612–620, 2011

16. Lavery LA, Peters EJ, Armstrong DG, Wendel CS, Murdoch DP, Lipsky BA: Risk factors for developing osteomyelitis in patients with diabetic foot wounds. Diabetes Res Clin Prac 83:347–352, 2009

17. McMahon MM, Bistrian BR: Host defenses and susceptibility to infection in patients with diabetes mellitus. Infect Dis Clin North Am 9:1–9, 1995

18. Perner A, Nielsen SE, Rask -Madsen J: High glucose impairs superoxide production from isolated blood neutrophils. Intensive Care Med 29:642–645, 2003

19. Delamaire M, Maugendre D, Moreno M, Le Goff MC, Allannic H, Genetet B: Impaired leucocyte functions in diabetic patients. Diabet Med 14:29–34, 1997

20. Aragon-Sanchez FJ, Lazaro-Martinez JL, Pulido-Duque J, Maynar M: From the diabetic foot ulcer and beyond: how do foot infections spread in patients with diabetes? Diabet Foot Ankle 3: 2012

21. Bridges RM, Jr., Deitch EA: Diabetic foot infections. Pathophysiology and treatment. Surg Clin North Am 74:537–555, 1994

22. Maharaj D, Bahadursingh S, Shah D, Chang BB, Darling RC, Ⅲ : Sepsis and the scalpel: anatomic compartments and the diabetic foot. Vasc Endovascular Surg 39: 421–423, 2005

23. Sotto A, Lina G, Richard JL, Combescure C, Bourg G, Vidal L, Jourdan N, Etienne J, Lavigne JP: Virulence potential of Staphylococcus aureus strains isolated from diabetic foot ulcers: a new paradigm. Diabetes Care 31:2318–2324, 2008

24. Senneville E, Briere M, Neut C, Messad N, Lina G, Richard JL, Sotto A, Lavigne JP: First report of the predominance of clonal complex 398 Staphylococcus aureus strains

in osteomyelitis complicating diabetic foot ulcers: a national French study. Clin Microbiol Infect 20:0274–0277,2014

25. Tobalem M, Uckay I: Images in clinical medicine. Evolution of a diabetic foot infection. N Engl J Med 369:2252, 2013

26. National Institute for Health and Clinical Excellence. Diabetic foot–inpatient management of people with diabetic foot ulcers and infection. http://guidance.nice.org.uk/CG119. 2011.

27. Lipsky BA, Peters EJ, Berendt AR, Senneville E, Bakker K, Embil JM, Lavery LA, Urbancic –Rovan V, Jeffcoate WJ, International Working Group on Diabetic Foot: Specific guidelines for the treatment of diabetic foot infections 2011. Diabetes Metab Res Rev 28 Suppl 1:234–235,2012

28. Lipsky BA, Berendt AR, Deery HG, Embil JM, Joseph WS, Karchmer AW, LeFrock JL, Lew DP, Mader JT, Norden C, Tan JS: Diagnosis and treatment of diabetic foot infections. Clin Infect Dis 39:885–910, 2004

29. Schaper NC: Diabetic foot ulcer classification system for research purposes: a progress report on criteria for including patients in research studies. Diabetes Metab Res Rev 20 Suppl 1:90–95, 2004

30. Lipsky BA, Berendt AR, Cornia PB, Pile JC, Peters EJ, Armstrong DG, Deery HG, Embil JM, Joseph WS, Karchmer AW, Pinzur MS, Senneville E: 2012 Infectious Diseases Society of America Clinical Practice Guideline for the Diagnosis and Treatment of Diabetic Foot Infections. Clin Infect Dis 54:e132–e173, 2012

31. Blanes JI: Consensus document on treatment of infections in diabetic foot. Rev Esp Quimioter 24:233–262, 2011

32. Societe de Pathologie Infectieuse de Langue Frangaise: [Management of diabetic foot infections. Long text. Societe de Pathologie Infectieuse de Langue Frangaise]. Med Mal Infect 37:26–50, 2007

33. Tan T, Shaw EJ, Siddiqui F, Kandaswamy P, Barry PW, Baker M: Inpatient management of diabetic foot problems: summary of NICE guidance.BMJ 342:d1280, 2011

34. Widatalla AH, Mahadi SE, Shawer MA, Elsayem HA, Ahmed ME: Implementation of diabetic foot ulcer classification system for research purposes to predict lower extremity amputation. Int J Diabetes Dev Ctries 29:1–5, 2009

35. Prompers L, Huijberts M, Apelqvist J, Jude E, Piaggesi A, Bakker K, Edmonds M, Holstein P, Jirkovska A, Mauricio D, Ragnarson TG, Reike H, Spraul M, Uccioli L, Urbancic V, Van AK, Van BJ, Van MF, Schaper N: High prevalence of ischaemia, infection and serious comorbidity in patients with diabetic foot disease in Europe. Baseline results from the Eurodiale study. Diabetologia 50:18–25, 2007

36. Jeandrot A, Richard JL, Combescure C, Jourdan N, Finge S, Rodier M, Corbeau P. Sotto A, Lavigne JP: Serum procalcitonin and C-reactive protein concentrations to distinguish mildly infected from non-infected diabetic foot ulcers: a pilot study. Diabetologia 51:347–352, 2008

37. Wukich DK, Hobizal KB, Raspovic KM, Rosario BL: SIRS is valid in discriminating between severe and moderate diabetic foot infections.Diabetes Care 36:3706–3711, 2013

38. Wukich DK, Hobizal KB, Brooks MM: Severity of diabetic foot infection and rate of limb salvage. Foot Ankle Int 34:351–358, 2013

39. Pence LM, Mock CM, Kays MB, Damer KM, Muloma EW, Erdman SM: Correlation of adherence to the 2012 Infectious Diseases Society of America practice guidelines with patient outcomes in the treatment of diabetic foot infections in an outpatient parenteral antimicrobial programme. Diabet Med 31:1114–1120, 2014

40. Gardner SE, Hillis SL, Frantz RA: Clinical signs of infection in diabetic foot ulcers with high microbial load. Biol Res Nurs 11:119–128, 2009

41. Kallstrom G: Are quantitative bacterial wound cultures useful? J Clin Microbiol 52: 2753–2756, 2014

42. Lipsky BA, Berendt AR, Cornia PB, Pile JC, Peters EJ, Armstrong DG, Deery HG, Embil JM, Joseph WS, Karchmer AW, Pinzur MS, Senneville E: 2012 Infectious Diseases Society of America Clinical Practice Guideline for the Diagnosis and Treatment of Diabetic Foot Infections. J Am Podiatr Med Assoc 103:2–7, 2013

43. Cutting KF, White R: Defined and refined: criteria for identifying wound infection revisited. Br J Community Nurs 9:S6–S15, 2004

44. Edelson GW, Armstrong DG, Lavery LA, Caicco G: The acutely infected diabetic foot is not adequately evaluated in an inpatient setting. Arch Intern Med 156:2373–2376, 1996

45. Eneroth M, Apelqvist J, Stenstrom A: Clinical characteristics and outcome in 223 diabetic patients with deep foot infections. Foot Ankle Int 18:716–722, 1997

46. Armstrong DG, Perales TA, Murff RT. Edelson GW, Welchon JG: Value of white blood cell count with differential in the acute diabetic foot infection. J Am Podiatr Med Assoc 86:224–227, 1996

47. Aragon-Sanchez J: Seminar review: a review of the basis of surgical treatment of diabetic foot infections. Int J Low Extrem Wounds 10:33–65,2011

48. Lipsky BA: Bone of contention: diagnosing diabetic foot osteomyelitis. Clin Infect Dis 47:528–530, 2008

49. Lipsky BA: Osteomyelitis of the foot in diabetic patients. Clin Infect Dis 25:1318–

1326, 1997

50. Berendt AR, Lipsky B: Is this bone infected or not? Differentiating neuro -osteoarthropathy from osteomyelitis in the diabetic foot. Curr Diab Rep 4:424 –429, 2004

51. Ertugrul BM, Lipsky BA, Savk O: Osteomyelitis or Charcot neuro -osteoarthropathy? Differentiating these disorders in diabetic patients with a foot problem. Diabet Foot Ankle 4: 2013

52. Berendt AR, Peters EJ, Bakker K, Embil JM, Eneroth M, Hinchliffe RJ, Jeffcoate WJ, Lipsky BA, Senneville E, Teh J, Valk GD: Diabetic foot osteomyelitis: a progress report on diagnosis and a systematic review of treatment. Diabetes Metab Res Rev 24 Suppl 1:S145-S161, 2008

53. Teh J, Berendt T, Lipsky BA: Rational Imaging. Investigating suspected bone infection in the diabetic foot. BMJ 339:b4690, 2009

54. Butalia S, Palda VA, Sargeant RJ, Detsky AS, Mourad O: Does this patient with diabetes have osteomyelitis of the lower extremity? JAMA 299:806–813, 2008

55. Dinh MT, Abad CL, Safdar N: Diagnostic accuracy of the physical examination and imaging tests for osteomyelitis underlying diabetic foot ulcers: meta -analysis. Clin Infect Dis 47:519–527, 2008

56. Markanday A: Diagnosing Diabetic Foot Osteomyelitis: Narrative Review and a Suggested 2 -Step Score -Based Diagnostic Pathway for Clinicians. Open Forum Infect Dis 1:1–6, 2014

57. Newman LG, Waller J, Palestro CJ, Schwartz M, Klein MJ, Hermann G, Harrington E, Harrington M, Roman SH, Stagnaro -Green A: Unsuspected osteomyelitis in diabetic foot ulcers. Diagnosis and monitoring by leukocyte scanning with indium in 111 oxyquinoline. JAMA266:1246–1251, 1991

58. Ertugrul MB, Baktiroglu S, Salman S, Unal S, Aksoy M, Berberoglu K, Calangu S: The diagnosis of osteomyelitis of the foot in diabetes: microbiological examination vs. magnetic resonance imaging and labelled leucocyte scanning. Diabet Med 23:649 – 653, 2006

59. Aragon -Sanchez J, Lipsky BA, Lazaro -Martinez JL: Diagnosing diabetic foot osteomyelitis: is the combination of probe -to -bone test and plain radiography sufficient for high -risk inpatients? Diabet Med 28:191–194, 2011

60. Morales Lozano R, González Fernandez ML, Martinez Hernández D, Benefit Montesinos JV, Guisado Jiménez S, Gonzalez Jurado MA: Validating the probe -to -bone test and other tests for diagnosing chronic osteomyelitis in the diabetic foot. Diabetes Care 33:2140–2145, 2010

61. Grayson ML, Gibbons GW, Balogh K, Levin E, KarchmerAW: Probing to bone in infected pedal ulcers. A clinical sign of underlying osteomyelitis in diabetic patients. JAMA 273:721–723, 1995

62. Shone A, Burnside J, Chipchase S, Game F, Jeffcoate W: Probing the validity of the probe-to-bone test in the diagnosis of osteomyelitis of the foot in diabetes. Diabetes Care 29:945, 2006

63. Lavery LA, Armstrong DG, Peters EJ, Lipsky BA: Probe-to-bone test for diagnosing diabetic foot osteomyelitis: reliable or relic? Diabetes Care 30:270–274, 2007

64. Alvaro-Afonso FJ, Lazaro-Martinez JL, Aragon-Sanchez J, Garcia-Morales E, Garcia-Alvarez Y, Molines-Barroso RJ: Inter-observer reproducibility of diagnosis of diabetic foot osteomyelitis based on a combination of probe–to–bone test and simple radiography. Diabetes Res Clin Prac 105:e3–e5, 2014

65. Alvaro-Afonso FJ, Lazaro-Martinez JL, Aragon-Sanchez FJ, Garcia-Morales E, Carabantes-Alarcon D, Molines-Barroso RJ: Does the location of the ulcer affect the interpretation of the probe-to-bone test in the diagnosis of osteomyelitis in diabetic foot ulcers? Diabet Med 31:112–113, 2014

66. Kaleta JL, Fleischli JW, Reilly CH: The diagnosis of osteomyelitis in diabetes using erythrocyte sedimentation rate: a pilot study. J Am Podiatr Med Assoc 91:445–450, 2001

67. Rabjohn L, Roberts K, Troiano M, Schoenhaus H: Diagnostic and prognostic value of erythrocyte sedimentation rate in contiguous osteomyelitis of the foot and ankle. J Foot Ankle Surg 46:230–237, 2007

68. Michail M, Jude E, Liaskos C, Karamagiolis S, Makrilakis K, Dimitroulis D, Michail O, Tentolouris N: The performance of serum inflammatory markers for the diagnosis and follow-up of patients with osteomyelitis. Int J Low Extrem Wounds 12:94–99, 2013

69. Ertugrul BM, Savk O, Ozturk B, Cobanoglu M, Oncu S, Sakarya S: The diagnosis of diabetic foot osteomyelitis: examination findings and laboratory values. Med Sci Monit 15:CR307–CR312, 2009

70. Fleischer AE, Wrobel JS, Leonards A, Berg S, Evans DP, Baron RL, Armstrong DG: Post-treatment leukocytosis predicts an unfavorable clinical response in patients with moderate to severe diabetic foot infections. J Foot Ankle Surg 50:541–546, 2011

71. Saeed K, Ahmad N, Dryden M: The value of procalcitonin measurement in localized skin and skin structure infection, diabetic foot infections, septic arthritis and osteomyelitis. Expert Rev Mol Diagn 14:47–54, 2014

72. Altay FA, Sencan I, Senturk GC, Altay M, Guvenman S, Unverdi S, Acikgoz ZC: Does

treatment affect the levels of serum interleukin-6, interleukin-8 and procalcitonin in diabetic foot infection? A pilot study. J Diabetes Complications 26:214–218, 2012

73. Dinh T, Snyder G, Veves A: Current techniques to detect foot infection in the diabetic patient. Int J Low Extrem Wounds 9:24–30, 2010

74. Fleischer AE, Didyk AA, Woods JB, Burns SE, Wrobel JS, Armstrong DG: Combined clinical and laboratory testing improves diagnostic accuracy for osteomyelitis in the diabetic foot. J Foot Ankle Surg 48:39–46, 2009

75. Yuh WT, Corson JD, Baraniewski HM, Rezai K, Shamma AR, Kathol MH, Satoel-Khoury GY, Hawes DR, Platz CE: Osteomyelitis of the foot in diabetic patients: evaluation with plain film, 99mTc-MDP bone scintigraphy, and MR imaging. AJR Am J Roentgenol 152:795–800, 1989

76. Weinstein D, Wang A, Chambers R, Stewart CA, Motz HA: Evaluation of magnetic resonance imaging in the diagnosis of osteomyelitis in diabetic foot infections. Foot Ankle 14:18–22, 1993

77. Wang A, Weinstein D, Greenfield L, Chiu L, Chambers R, Stewart C, Hung G, Diaz F, Ellis T MRI and diabetic foot infections. Magn Reson Imaging 8:805–809, 1990

78. Johnson JE, Kennedy EJ, Shereff MJ, Patel NC, Collier BD: Prospective study of bone, indium-111-labeled white blood cell, and gallium-67 scanning for the evaluation of osteomyelitis in the diabetic foot. Foot Ankle Int 17:10–16, 1996

79. Enderle MD, Coerper S, Schweizer HP, Kopp AE, Thelen MH, Meisner C, Pressler H, Becker HD, Claussen C, Haring HU, Luft D: Correlation of imaging techniques to histopathology in patients with diabetic foot syndrome and clinical suspicion of chronic osteomyelitis. The role of high-resolution ultrasound. Diabetes Care 22:294–299, 1999

80. Shults DW, Hunter GC, McIntyre KE, Parent FN, Piotrowski JJ, Bernhard VM: Value of radiographs and bone scans in determining the need for therapy in diabetic patients with foot ulcers. Am J Surg 158:525–529, 1989

81. Croll SD, Nicholas GG, Osborne MA, Wasser TE, Jones S: Role of magnetic resonance imaging in the diagnosis of osteomyelitis in diabetic foot infections. J Vasc Surg 24:266–270, 1996

82. Harwood SJ, Valdivia S, Hung GL, Quenzer RW: Use of Sulesomab, a radiolabeled antibody fragment, to detect osteomyelitis in diabetic patients with foot ulcers by leukoscintigraphy. Clin Infect Dis 28:1200–1205, 1999

83. Kapoor A, Page S, Lavalley M, Gale DR, Felson DT Magnetic resonance imaging for diagnosing foot osteomyelitis: a meta-analysis. Arch Intern Med 167:125–132, 2007

84. Fujii M, Armsrong DG, Terashi H: Efficacy of magnetic resonance imaging in

diagnosing diabetic foot osteomyelitis in the presence of ischemia. J Foot Ankle Surg 52:717–723, 2013

85. Capriotti G, Chianelli M, Signore A: Nuclear medicine imaging of diabetic foot infection: results of meta-analysis. Nucl Med Commun 27: 757–764,2006

86. Palestro CJ, Love C: Nuclear medicine and diabetic foot infections. Semin Nucl Med 39:52–65, 2009

87. Remedios D, Valabhji J, Oelbaum R, Sharp P, Mitchell R: 99mTc-nanocolloid scintigraphy for assessing osteomyelitis in diabetic neuropathic feet. Clin Radiol 53:120–125, 1998

88. Levine SE, Neagle CE, Esterhai JL, Wright DG, Dalinka MK: Magnetic resonance imaging for the diagnosis of osteomyelitis in the diabetic patient with a foot ulcer. Foot Ankle Int 15:151–156, 1994

89. Keenan AM, Tindel NL, Alavi A: Diagnosis of pedal osteomyelitis in diabetic patients using current scintigraphic techniques. Arch Intern Med 149:2262–2266, 1989

90. Horger M, Eschmann SM, Pfannenberg C, Storek D, Dammann F, Vonthein R, Claussen CD, Bares R: The value of SPET/CT in chronic osteomyelitis. Eur J Nucl Med Mol Imaging 30:1665–1673, 2003

91. Przybylski MM, Holloway S, Vyce SD, Obando A: Diagnosing osteomyelitis in the diabetic foot: a pilot study to examine the sensitivity and specificity of Tc white blood cell-labelled single photon emission computed tomography/computed tomography. Int Wound J 2014

92. Erdman WA, Buethe J, Bhore R, Ghayee HK, Thompson C, Maewal Anderson J, Klemow S, Oz OK: Indexing severity of diabetic foot infection with 99mTc-WBC SPECT/CT hybrid imaging. Diabetes Care 35:1826–1831, 2012

93. Vouillarmet J, Morelec I, Thivolet C: Assessing diabetic foot osteomyelitis remission with white blood cell SPECT/CT imaging. Diabet Med 31:1093–1099, 2014

94. Aslangul E, M'bemba J, Caillat–Vigneron N, Coignard S, Larger E, Boitard C, Lipsky BA: Diagnosing diabetic foot osteomyelitis in patients without signs of soft tissue infection by coupling hybrid 67Ga SPECT/CT with bedside percutaneous bone puncture. Diabetes Care 36: 2203–2210,2013

95. Oyen WJ, Netten PM, Lemmens JA, Claessens RA, Lutterman JA, van der Vliet JA, Goris RJ, van der Meer JW, Corstens FH: Evaluation of infectious diabetic foot complications with indium-111-labeled human nonspecific immunoglobulin G. J Nucl Med 33:1330–1336, 1992

96. Unal SN, Birinci H, Baktiroglu S, Cantez S: Comparison of Tc-99m methylene diphosphonate, Tc-99m human immune globulin, and Tc-99m-labeled white blood cell

scintigraphy in the diabetic foot. Clin Nucl Med 26:1016–1021,2001

97. Saeed S, Zafar J, Khan B, Akhtar A, Qurieshi S, Fatima S, Ahmad N, Irfanullah J: Utility of 99mTc-labelled antimicrobial peptide ubiquicidin (29–41) in the diagnosis of diabetic foot infection. Eur J Nucl Med Mol Imaging 40:737–743, 2013

98. Palestro CJ: 18F-FDG and diabetic foot infections: the verdict is.. J Nucl Med 52: 1009–1011, 2011

99. Gnanasegaran G, Vijayanathan S, Fogelman I: Diagnosis of infection in the diabetic foot using (18)F-FDG PET/CT a sweet alternative? Eur J Nucl Med Mol Imaging 39: 1525–1527, 2012

100. Liodaki E, Liodakis E, Papadopoulos O, Machens HG, Papadopulos NA: PET scanning in plastic and reconstructive surgery. Ann Nucl Med 26:115–122, 2012

101. Treglia G, Sadeghi R, Annunziata S, Zakavi SR, Caldarella C, Muoio B, Bertagna F, Ceriani L, Giovanella L: Diagnostic performance of Fluorine -18 -Fluorodeoxyglucose positron emission tomography for the diagnosis of osteomyelitis related to diabetic foot: a systematic review and a meta-analysis. Foot (Edinb) 23:140–148, 2013

102. Israel O, Sconfienza LM, Lipsky BA: Diagnosing diabetic foot infection: the role of imaging and a proposed flow chart for assessment. O J Nucl Med Mol Imaging 58: 33–45, 2014

103. Mettler MA: Essentials of Radiology. Philadephia, PA, Elsevier Saunders, 2005

104. Elamurugan TP, Jagdish S, Kate V, Chandra Parija S: Role of bone biopsy specimen culture in the management of diabetic foot osteomyelitis Int J Surg 9:214–216, 2011

105. Ertugrul MB, Baktiroglu S, Salman S, Unal S, Aksoy M, Berberoglu K, Calangu S: Pathogens isolated from deep soft tissue and bone in patients with diabetic foot infections. J Am Podiatr Med Assoc 98:290–295, 2008

106. Mutluoglu M, Sivrioglu AK, Eroglu M, Uzun G, Turhan V, Ay H, Lipsky BA: The implications of the presence of osteomyelitis on outcomes of infected diabetic foot wounds. Scand J Infect Dis 45:497–503, 2013

107. Senneville E, Melliez H, Beltrand E, Legout L, Valette M, Cazaubiel M, Cordonnier M, Caillaux M, Yazdanpanah Y, Mouton Y: Culture of percutaneous bone biopsy specimens for diagnosis of diabetic foot osteomyelitis: concordance with ulcer swab cultures. Clin Infect Dis 42:57–62,2006

108. Malone M, Bowling FL, Gannass A, Jude EB, Boulton AJ: Deep wound cultures correlate well with bone biopsy culture in diabetic foot osteomyelitis. Diabetes Metab Res Rev 29:546–550, 2013

109. Duda SH, Johst U, Krahmer K, Pereira P, Konig C, Schafer J, Huppert P, Schott U,

Bohm P, Claussen CD:[Technique and results of CT guided percutaneous bone biopsy]. Orthopade 30:545–550, 2001

110. Pressney I, Saifuddin A: Percutaneous image–guided needle biopsy of clavicle lesions: a retrospective study of diagnostic yield with description of safe biopsy routes in 55 cases. Skeletal Radiol 44:497–503, 2015

111. Senneville E, Yazdanpanah Y, Cazaubiel M, Cordonnier M, Valette M, Beltrand E, Khazarjian A, Maulin L, Alfandari S, Caillaux M, Dubreuil L, Mouton Y: Rifampicin–ofloxacin oral regimen for the treatment of mild to moderate diabetic foot osteomyelitis. J Antimicrob Chemother 48:927–930, 2001

112. Chantelau E, Wolf A, Ozdemir S, Hachmoller A, Ramp U: Bone histomorphology may be unremarkable in diabetes mellitus. Med Klin (Munich) 102:429–433, 2007

113. Aragon-Sanchez J, Lazaro-Martfnez JL, Cabrera-Galvan JJ: Additional information on the role of histopathology in diagnosing diabetic foot osteomyelitis. Diabet Med 31:113–116, 2014

114. Aragón-Sánchez FJ, Cabrera-Galvan JJ, Quintana-Marrero Y, Hernandez-Herrero MJ, Lazaro-Martinez JL, Garcia-Morales E, Beneit-Montesinos JL, Armstrong DG: Outcomes of surgical treatment of diabetic foot osteomyelitis: a series of 185 patients with histopathological confirmation of bone involvement. Diabetologia 51:1962–1970, 2008

115. Meyr AJ, Singh S, Zhang X, Khilko N, Mukherjee A, Sheridan MJ, Khurana JS: Statistical reliability of bone biopsy for the diagnosis of diabetic foot osteomyelitis. J Foot Ankle Surg 50:663–667, 2011

116. Cecilia-Matilla A, Lazaro-Martinez JL, Aragon-Sanchez J: Statistical reliability of bone biopsy for the diagnosis of diabetic foot osteomyelitis. J Foot Ankle Surg 52:692, 2013

117. Weiner RD, Viselli SJ, Fulkert KA, Accetta P: Histology versus Microbiology for Accuracy in Identification of Osteomyelitis in the Diabetic Foot. J Foot Ankle Surg 50:197–200, 2011

118. Lesens O, Desbiez F, Vidal M, Robin F, Descamps S, Beytout J, Laurichesse H, Tauveron I: Culture of per-wound bone specimens: a simplified approach for the medical management of diabetic foot osteomyelitis. Clin Microbiol Infect 17:285–291, 2011

119. Senneville E, Lombart A, Beltrand E, Valette M, Legout L, Cazaubiel M, Yazdanpanah Y, Fontaine P: Outcome of diabetic foot osteomyelitis treated nonsurgically: a retrospective cohort study. Diabetes Care 31:637–642, 2008

120. Senneville E, Gaworowska D, Topolinski H, Devemy F, Nguyen S, Singer B, Beltrand E, Legout L, Caillaux M, Descamps D, Canonne J Yazdanpanah Y: Outcome of pa-

tients with diabetes with negative percutaneous bone biopsy performed for suspicion of osteomyelitis of the foot. Diabet Med 29:56-61, 2012

121. Armstrong DG, Lavery LA, Harkless LB: Validation of a diabetic wound classification system. The contribution of depth, infection, and ische-mia to risk of amputation. Diabetes Care 21:855-859, 1998

122. Lipsky BA, Polis AB, Lantz KC, Norquist JM, Abramson MA: The value of a wound score for diabetic foot infections in predicting treatment outcome: a prospective analysis from the SIDESTEP trial. Wound Repair Regen 17:671-677, 2009

123. Lipsky BA, Tabak YP, Johannes RS, Vo L, Hyde L, Weigelt JA: Skin and soft tissue infections in hospitalised patients with diabetes: culture isolates and risk factors associated with mortality, length of stay and cost. Diabetologia 53:914-923, 2010

124. Dellinger RP, Levy MM, Rhodes A, Annane D, Gerlach H, Opal SM, Sevransky JE, Sprung CL, Douglas IS, Jaeschke R, Osborn TM, Nun-nally ME, Townsend SR, Reinhart K, Kleinpell RM, Angus DC, Deutschman CS, Machado FR, Rubenfeld GD, Webb SA, Beale RJ, VincentJL, Moreno R: Surviving sepsis campaign: international guidelines for management of severe sepsis and septic shock: 2012. Grit Care Med 41:580-637, 2013

125. Ger R: Newer concepts in the surgical management of lesions of the foot in the patient with diabetes. Surg Gynecol Obstet 158:213-215,1984

126. Richard JL, Lavigne JP, Got I, Hartemann A, Malgrange D, Tsirtsikolou D, Baleydier A, Senneville E: Management of patients hospitalized for diabetic foot infection: results of the French OPIDIA study. Diabetes Metab 37:208-215, 2011

127. Zenelaj B, Bouvet C, Lipsky BA, Uckay I: Do diabetic foot infections with methicillin-resistant Staphylococcus aureus differ from those with other pathogens? Int J Low Extrem Wounds 13:263-272, 2014

128. Wheat LJ, Allen SD, Henry M, Kernek CB, Siders JA, Kuebler Fineberg N, Norton J: Diabetic foot infections. Bacteriologic analysis. Arch Intern Med 146:1935-1940, 1986

129. Lipsky BA, Pecoraro RE, Wheat LJ: The diabetic foot. Soft tissue and bone infection. Infect Dis Clin North Am 4:409-432, 1990

130. Pellizzer G, Strazzabosco M, Presi S, Furlan F, Lora L, Benedetti P, Bonato M, Erle G, de Lalla F: Deep tissue biopsy vs. superficial swab culture monitoring in the microbiological assessment of limb-threatening diabetic foot infection. Diabet Med 18: 822-827, 2001

131. Lipsky BA, Pecoraro RE, Larson SA, Hanley ME, Ahroni JH: Outpatient management of uncomplicated lower-extremity infections in diabetic patients. Arch Intern Med

150:790–797, 1990

132. Nelson EA, Backhouse MR, Bhogal MS, Wright -Hughes A, Lipsky BA, Nixon J, Brown S, Gray J: Concordance in diabetic foot ulcer infec-tion. BMJ Open 3: 2013

133. Abbas ZG, Lutale JK, Ilondo MM, Archibald LK: The utility of Gram stains and culture in the management of limb ulcers in persons with diabetes. Int Wound J 9:677–682, 2012

134. Singh SK, Gupta K, Tiwari S, Shahi SK, Kumar S, Kumar A, Gupta SK: Detecting aerobic bacterial diversity in patients with diabetic foot wounds using ERIC-PCR: a preliminary communication. Int J Low Extrem Wounds 8:203–208, 2009

135. Dowd SE, Wolcott RD, Sun Y, McKeehan T, Smith E, Rhoads D: Polymicrobial nature of chronic diabetic foot ulcer biofilm infections deter-mined using bacterial tag encoded FLX amplicon pyrosequencing (bTEFAP). PIoS one 3:e3326, 2008

136. Lavigne JP, Sotto A, Dunyach -Remy C, Lipsky BA: New molecular techniques to study the skin microbiota of diabetic foot ulcers. Adv Wound Care (New Rochelle) 4: 38–49, 2015

137. Lipsky BA, Richard JL, Lavigne JP: Diabetic foot ulcer microbiome: one small step for molecular microbiology···One giant leap for under-standing diabetic foot ulcers? Diabetes 62:679–681, 2013

138. Citron DM, Goldstein EJ, Merriam CV, Lipsky BA, Abramson MA: Bacteriology of moderate -to -severe diabetic foot infections and in vitro activity of antimicrobial a-gents. J Clin Microbiol 45:2819–2828, 2007

139. Martinez -Gomez DA, Ramirez -Almagro C, Campillo -Soto A, Morales -Cuenca G, Pagan-Ortiz J, Aguayo-Albasini JL: [Diabetic foot infections.Prevalence and antibiotic sensitivity of the causative microorganisms] (Abstract). Enferm Infecc Microbiol Clin 27:317–321, 2009

140. Bansal E, Garg A, Bhatia S, Attri AK, Chander J: Spectrum of microbial flora in diabetic foot ulcers. Indian J Pathol Microbiol 51:204–208, 2008

141. Yoga R, Khairul A, Sunita K, Suresh C: Bacteriology of diabetic foot lesions. Med J Malaysia 61 Suppl A:14–16, 2006

142. Shakil S, Khan AU: Infected foot ulcers in male and female diabetic patients: a clini-co-bioinformative study. Ann Clin Microbiol Antimicrob 9:2, 2010

143. Gerding DN: Foot infections in diabetic patients: the role of anaerobes. Clin Infect Dis 20 Suppl 2:S283–S288, 1995

144. Tentolouris N, Jude EB, Smirnof I, Knowles EA, Boulton AJ: Methicillin -resistant Staphylococcus aureus: an increasing problem in a diabetic foot clinic. Diabet Med 16:767–771, 1999

145. Ertugrul BM, Oncul O, Tulek N, Willke A, Sacar S, Tunccan OG, Yilmaz E, Kaya O, Ozturk B, Turhan O, Yapar N, Ture M, Akin F:A prospective, multi-center study: factors related to the management of diabetic foot infections. Eur J Clin Microbiol Infect Dis 31: 2345–2352,2012

146. Dang CN, Prasad YD, Boulton AJ, Jude EB: Methicillin–resistant Staphylococcus aureus in the diabetic foot clinic: a worsening problem. Diabet Med 20:159–161, 2003

147. Eleftheriadou I, Tentolouris N, Argiana 从 Jude E, Boulton AJ: Methicillin–resistant Staphylococcus aureus in diabetic foot infections. Drugs 70:1785–1797, 2010

148. Lagace-Wiens PR, Ormiston D, Nicolle LE, Hilderman T, Embil J: The diabetic foot clinic: not a significant source for acquisition of methicillin-resistant Staphylococcus aureus. Am J Infect Control 37:587–589, 2009

149. Turhan V, Mutluoglu M, Acar A, Hatipoglu M, Onem Y, Uzun G, Ay H, Oncul O, Gorenek L: Increasing incidence of Gram-negative organisms in bacterial agents isolated from diabetic foot ulcers. J Infect Dev Ctries 7:707–712, 2013

150. Islam S, Cawich SO, Budhooram S, Harnarayan P, Mahabir V, Ramsewak S, Naraynsingh V: Microbial profile of diabetic foot infections in Trinidad and Tobago. Prim Care Diabetes 7:303–308, 2013

151. Boyanova L, Mitov I: Antibiotic resistance rates in causative agents of infections in diabetic patients: rising concerns. Expert Rev Anti Infect Ther11:411–420,2013

152. Tascini C, Lipsky B, Iacopi E, Ripoli A, Sbrana F, Coppelli A, Goretti C, Piaggesi A, Menichetti F: KPC-producing Klebsiella pneumoniae rectal colonization is a risk factor for mortality in patients with diabetic foot infections. Clin Microbiol Inf In press: 2015

153. Chang S, Sievert DM, Hageman JC, Boulton ML, Tenover FC, Downes FP, Shah S, Rudrik JT, Pupp GR, Brown WJ, Cardo D, Fridkin SK: Infection with vancomycin-resistant Staphylococcus aureus containing the vanA resistance gene. N Engl J Med 348:1342–1347, 2003

154. Dezfulian A, Aslani MM, Oskoui M, Farrokh P, Azimirad M, Dabiri H, Salehian MT, Zali MR: Identification and Characterization of a High Vancomycin-Resistant Staphylococcus aureus Harboring VanA Gene Cluster Isolated from Diabetic Foot Ulcer. Iran J Basic Med Sci 15:803–806, 2012

155. Tan JS, Friedman NM, Hazelton-Miller C, Flanagan JP, File TMJ: Can aggressive treatment of diabetic foot infections reduce the need for above-ankle amputation? Clin Infect Dis 23:286–291, 1996

156. Faglia E, Clerici G, Caminiti M, Quarantiello A, Gino M, Morabito A: The role of early surgical debridement and revascularization in patients with diabetes and deep

foot space abscess: retrospective review of 106 patients with diabetes. J Foot Ankle Surg 45:220–226, 2006

157. Aragón -Sánchez J:Treatment of diabetic foot osteomyelitis: A surgical critique. Int J Low Extrem Wounds 9:37–59, 2010

158. Armstrong DG, Lipsky BA: Diabetic foot infections: stepwise medical and surgical management. Int Wound J 1:123–132, 2004

159. La Fontaine J, Bhavan K, Talal TK, Lavery LA: Current concepts in the surgical management of acute diabetic foot infections. Foot (Edinb)24:123–127, 2014

160. Kowalski TJ, Matsuda M, Sorenson MD, Gundrum JD, Agger WA: The effect of residual osteomyelitis at the resection margin in patients with surgically treated diabetic foot infection. J Foot Ankle Surg 50:171–175, 2011

161. Miller JD, Zhubrak M, Giovinco NA, Mills JL, Armstrong DG: The Too Few Toes principle: A formula for limb -sparing low —level amputation planning. Wound Medicine 4:37–41, 2014

162. Robson MC, Mannari RJ, Smith PD, Payne WG: Maintenance of wound bacterial balance. Am J Surg 178:399–402, 1999

163. O'Meara SM, Cullum NA, Majid M, Sheldon TA: Systematic review of antimicrobial agents used for chronic wounds. Brit J Surg 88:4–21, 2001

164. Chantelau E, Tanudjaja T, Altenhofer F, Ersanli Z, Lacigova S, Metzger C: Antibiotic treatment for uncomplicated neuropathic forefoot ulcers in diabetes: a controlled trial. Diabet Med 13:156–159, 1996

165. Hirschl M, Hirschl AM: Bacterial flora in mal perforant and antimicrobial treatment with ceftriaxone. Chemotherapy 38:275–280, 1992

166. FosterAVM, Bates M, Doxford M, Edmonds ME: Should oral antibiotics be given to " clean" foot ulcers with no cellulitis? Abstract International Working Group on the Diabetic Foot, Noordwijkerhout, Netherlands 1999

167. Majcher -Peszynska J, Sass M, Schipper S, CzaikaV, Gussmann A, Lobmann R, Mundkowski RG, Luebbert C, Kujath P, Ruf BR, Koch H, Schareck W, Klar E, Drewelow B, Moxifloxacin -DFI Study Group: Pharmacokinetics and penetration of moxifloxacin into infected diabetic foot tissue in a large diabetic patient cohort. Eur J Clin Pharmacol 67:135–142, 2011

168. Grayson.L.M., Crowe, S. M., McOarthy, J. S., Mills, J., Mouton, J. W., Norrby, S. R., Paterson, D. L., and Pfaller, M. A. Kucers' The Use of Antibiotics Sixth Edition: A Clinical Review of Antibacterial, Antifungal and Antiviral Drugs. 6th. 2010. Boca Raton, FL, USA, CRC Press.

169. Kuck EM, Bouter KP, Hoekstra JB, Conemans JM, Diepersloot RJ: Tissue concen-

trations after a single -dose, orally administered ofloxacin in patients with diabetic foot infections. Foot Ankle Int 19:38–40, 1998

170. Muller M, Brunner M, Hollenstein U, Joukhadar C, Schmid R, Minar E, Ehringer H, Eichler HG: Penetration of ciprofloxacin into the interstitial space of inflamed foot lesions in non -insulin -dependent diabetes mellitus patients. Antimicrob Agents Chemother 43:2056–2058, 1999

171. Marangos MN, Skoutelis AT, Nightingale CH, Zhu Z, Psyrogiannis AG, Nicolau DP, Bassaris HP, Quintiliani R: Absorption of ciprofloxacin in patients with diabetic gastroparesis. Antimicrob Agents Chemother 39:2161–2163, 1995

172. Tascini C, Piaggesi A, Tagliaferri E, Iacopi E, Fondelli S, Tedeschi A, Rizzo L, Leonildi A, Menichetti F: Microbiology at first visit of moderate -to -severe diabetic foot infection with antimicrobial activity and a survey of quinolone monotherapy. Diabetes Res Clin Prac 94:133–139, 2011

173. Peters EJ, Lipsky BA, Berendt AR, Embil JM, Lavery LA, Senneville E, Urbancic -Rovan V, Bakker K, Jeffcoate WJ: A systematic review of the effectiveness of interventions in the management of infection in the diabetic foot. Diabetes Metab Res Rev 28 Suppl 1:142–162, 2012

174. Lauf L, Ozsvar Z, Mitha I, Regoly-Merei J, Embil JM, Cooper A, Sabol MB, Castaing N, Dartois N, Yan J, Dukart G, Maroko R: Phase 3 study comparing tigecycline and ertapenem in patients with diabetic foot infections with and without osteomyelitis. Diagn Microbiol Infect Dis 78:469–480, 2014

175. Raymakers JT, Houben AJ, van dH, Tordoir JH, Kitslaar PJ, Schaper NC: The effect of diabetes and severe ischaemia on the penetration of ceftazidime into tissues of the limb. Diabet Med 18:229–234, 2001

176. el Sherif el Sarky M: Local intravenous therapy in chronic inflammatory and vascular disorders of the foot. Int Surg 82:175–181, 1997

177. de Lalla F, Novelli A, Pellizzer G, Milocchi F, Viola R, Rigon A, Stecca C, Dal Pizzol V, Fallani S, Periti P: Regional and systemic prophylaxis with teicoplanin in monolateral and bilateral total knee replacement procedures: study of pharmacokinetics and tissue penetration. Antimicrob Agents Chemother 37:2693–2698, 1993

178. Dorigo B, Cameli AM, Trapani M, Raspanti D, Torri M, Mosconi G: Efficacy of femoral intra-arterial administration of teicoplanin in gram-positive diabetic foot infections. Angiology 46:1115–1122, 1995

179. Connolly JE, Wrobel JS, Anderson RF: Primary closure of infected diabetic foot wounds. A report of closed instillation in 30 cases. J Am Podiatr Med Assoc 90:175–182, 2000

180. Gabriel A, Shores J, Heinrich C, Baqai W, Kalina S, Sogioka N, Gupta S: Negative pressure wound therapy with instillation: a pilot study describing a new method for treating infected wounds. Int Wound J 5:399–413, 2008

181. Bernstein BH, Tam H: Combination of Subatmospheric Pressure Dressing and Gravity Feed Antibiotic Instillation in the Treatment of Post–Surgical Diabetic Foot Wounds: A Case Series. Wounds 17:37–48, 2005

182. Kim PJ, Attinger CE, Steinberg JS, Evans KK, Powers KA, Hung RW, Smith JR, Rocha ZM, Lavery L: The impact of negative-pressure wound therapy with instillation compared with standard negative-pressure wound therapy: a retrospective, historical, cohort, controlled study. Plast ReconstrSurg 133:709–716, 2014

183. Kim PJ, Attinger CE, Steinberg JS, Evans KK, Lehner B, Willy C, Lavery L, WolvosT, Orgill D, Ennis W, Lantis J, Gabriel A, Schultz G: Negative -pressure wound therapy with instillation: international consensus guidelines. Plast Reconstr Surg 132:1569–1579, 2013

184. Brinkert D, Ali M, Naud M, Maire N, Trial C, Teot L: Negative pressure wound therapy with saline instillation: 131 patient case series. Int Wound J 10 Suppl 1:56–60, 2013

185. Lipsky BA, Hoey C: Topical antimicrobial therapy for treating chronic wounds. Clin Infect Dis 49:1541–1549, 2009

186. Gottrup F, Apelqvist J, Bjansholt T, Cooper R, Moore Z, Peters EJ, Probst S: EWMA document: Antimicrobials and non-healing wounds. Evidence, controversies and suggestions. J Wound Care 22:S1–89, 2013

187. Lipsky BA, Holroyd KJ, Zasloff M: Topical versus systemic antimicrobial therapy for treating mildly infected diabetic foot ulcers: a randomized, controlled, double–blinded, multicenter trial of pexiganan cream. Clin Infect Dis 47:1537–1545, 2008

188. Lipsky BA, Kuss M, Edmonds M, Reyzelman A, Sigal F: Topical application of a gentamicin-collagen sponge combined with systemic antibiotic therapy for the treatment of diabetic foot infections of moderate severity: a randomized, controlled, multicenter clinical trial. J Am Podiatr Med Assoc 102:223–232, 2012

189. Vermeulen H, van Hattem JM, Storm -Versloot MN, Ubbink DT Topical silver for treating infected wounds. Cochrane Database Syst Rev Jan 24:CD005486, 2007

190. Storm-Versloot MN, Vos CG, Ubbink DT, Vermeulen H: Topical silver for preventing wound infection. Cochrane Database Syst Rev Mar 17:CD006478, 2010

191. Silver dressings-do they work? Drug Ther Bull 48:38–42, 2010

192. Roeder B, Van Gils CC, Maling S: Antibiotic beads in the treatment of diabetic pedal osteomyelitis. J Foot Ankle Surg 39:124–130, 2000

193. Yamashita Y, Uchida A, Yamakawa T, Shinto Y, Araki N, Kato K: Treatment of chronic osteomyelitis using calcium hydroxyapatite ceramic implants impregnated with antibiotic. Int Orthop 22:247–251, 1998

194. Barth RE, Vogely HC, Hoepelman AI, Peters EJ: To bead or not to bead? Treatment of osteomyelitis and prosthetic joint associated infections with gentamicin bead chains. Int J Antimicrob Agentsln, 2011

195. Lipsky BA: Evidence-based antibiotic therapy of diabetic foot infections. FEMS Immunol Med Microbiol 26:267–276, 1999

196. Tascini, C., Gemignani, G., Palumbo,R,Leonildi, A., Tedeschi, A., Lambelet, P, Lucarini, A., Piaggesi, A., and Menichetti,RClinical and microbiological efficacy of colistin therapy alone or in combination as treatment for multidrug resistant Pseudomonas aeruginosa diabetic foot infections with or without osteomyelitis. Journal of chemotherapy (Florence, Italy) 18(1120–009; 6), 648–651. 2006.

197. Lipsky BA, Armstrong DG, Citron DM, Tice AD, Morgenstern DE, Abramson MA: Ertapenem versus piperacillin/tazobactam for diabetic foot infections (SIDESTEP): prospective, randomised, controlled, double-blinded, multicentre trial. Lancet 366: 1695–1703, 2005

198. Lipsky BA, Itani K, Norden C: Treating foot infections in diabetic patients: a randomized, multicenter, open-label trial of linezolid versus ampicillin-sulbactam/amoxicillin-clavulanate. Clin Infect Dis 38:17–24, 2004

199. Lipsky BA, Cannon CM, Ramani A, Jandourek A, Calmaggi A, Friedland HD, Goldstein EJ: Ceftaroline fosamil for treatment of diabetic foot infections: the CAPTURE study experience. Diabetes Metab Res Rev Epub ahead of print: 2014

200. Harbarth S, von DE, Pagani L, Macedo-Vinas M, Huttner B, Olearo F, Emonet S, Uckay I: Randomized non-inferiority trial to compare trimethoprim/sulfamethoxazole plus rifampicin versus linezolid for the treatment of MRSA infection. J Antimicrob Chemother 70:264–272,2015

201. Vardakas KZ, Horianopoulou M, Falagas ME: Factors associated with treatment failure in patients with diabetic foot infections: An analysis of data from randomized controlled trials. Diab Res Clin Pract 80:344–351, 2008

202. Cunha BA: Antibiotic selection for diabetic foot infections: a review. J Foot Ankle Surg 39:253–257, 2000

203. Byren I, Peters EJ, Hoey C, Berendt A, Lipsky BA: Pharmacotherapy of diabetic foot osteomyelitis. Expert Opin Pharmacother 10:3033–3047, 2009

204. Chou HW, Wang JL, Chang CH, Lee JJ, Shau WY, Lai MS: Risk of severe dysglycemia among diabetic patients receiving levofloxacin, ciprofloxacin, or mox-

ifloxacin in Taiwan. Clin Infect Dis 57:971–980, 2013

205. Parekh TM, Raji M, Lin YL, Tan A, Kuo YF, Goodwin JS: Hypoglycemia after an-
timicrobial drug prescription for older patients using sulfonylu–reas. JAMA Intern
Med 174:1605–1612, 2014

206. Ragnarson Tennvall G, Apelqvist J, Eneroth M: Costs of deep foot infections in pa-
tients with diabetes mellitus. PharmacoEconomics 18:225–238, 2000

207. McKinnon PS, Paladino JA, Grayson ML, Gibbons GW, KarchmerAW: Cost-effective-
ness of ampicillin/sulbactam versus imipenem/cilastatin in the treatment of limb -
threatening foot infections in diabetic patients. Clin Infect Dis 24:57–63, 1997

208. Jeffcoate WJ, Lipsky BA, Berendt AR, Cavanagh PR, Bus SA, Peters EJ, Van Hou-
tum WH, Valk GD, Bakker K, International Working Group on the Diabetic Foot:
Unresolved issues in the management of ulcers of the foot in diabetes. Diabet Med
25:1380–1389, 2008

209. Papini M, Cicoletti M, Fabrizi V, Landucci P: Skin and nail mycoses in patients with
diabetic foot. G Ital Dermatol Venereol 148:603–608, 2013

210. Malik A, Mohammad Z, Ahmad J: The diabetic foot infections: biofilms and antimi-
crobial resistance. Diabetes Metab Syndr 7:101–107, 2013

211. Percival SL, McOarty SM, Lipsky BA: Biofilms and wounds: an overview of the evi-
dence. Adv Wound Care ePub, Sept: 2014

212. Sakarya S, Gunay N, Karakulak M, Ozturk B, Ertugrul B: Hypochlorous Acid: an
ideal wound care agent with powerful microbicidal, antibio-film, and wound healing
potency. Wounds 26:342–350, 2014

213. Percival SL, Finnegan S, Donelli G, Vuotto C, Rimmer S, Lipsky BA: Antiseptics for
treating infected wounds: Efficacy on biofilms and effect of pH. Grit Rev Microbioll–
17, 2014

214. Luther MK, Arvanitis M, Mylonakis E, LaPlante KL: Activity of daptomycin or line-
zolid in combination with rifampin or gentamicin against biofilm-forming Enterococ-
cus faecalis or E. faecium in an in vitro pharmacodynamic model using simulated
endocardial vegetations and an in vivo survival assay using Galleria mellonella lar-
vae. Antimicrob Agents Chemother 58:4612–4620, 2014

215. Mihailescu R, Furustrand TU, Corvec S, Oliva A, Betrisey B, Borens O, Trampuz A:
High activity of Fosfomycin and Rifampin against methi-cillin-resistant staphylococ-
cus aureus biofilm in vitro and in an experimental foreign-body infection model. An-
timicrob Agents Chemother 58:2547–2553,2014

216. Lipsky BA, Baker PD, Landon GC, Fernau R: Antibiotic therapy for diabetic foot
infections: comparison of two parenteral-to-oral regimens. Clin Infect Dis 24:643–648,

1997

217. Grayson ML, Gibbons GW, Habershaw GM, Freeman DV, Pomposelli FB, Rosenblum BI, Levin E, KarchmerAW: Use of ampicillin/sulbactam versus imipenem/cilastatin in the treatment of limb -threatening foot infections in diabetic patients. Clin Infect Dis 18:683–693, 1994

218. Mackintosh CL, White HA, Seaton RA: Outpatient parenteral antibiotic therapy (OPAL) for bone and joint infections: experience from a UK teaching hospital -based service. J Antimicrob Chemother 66:408–415, 2011

219. Jones V: Debridement of diabetic foot lesions　(Abstract). The Diabetic Foot 1:88–94, 1998

220. Gershater MA, Londahl M, Nyberg P, Larsson J, Thorne J, Eneroth M, Apelqvist J: Complexity of factors related to outcome of neuropathic and neuroischaemic/ischaemic diabetic foot ulcers: a cohort study. Diabetologia 52:398–407, 2009

221. Saap LJ, Falanga V: Debridement performance index and its correlation with complete closure of diabetic foot ulcers. Wound Repair Regen 10:354–359, 2002

222. Steed DL, Donohoe D, Webster MW, Lindsley L: Effect of extensive debridement and treatment on the healing of diabetic foot ulcers. Diabetic Ulcer Study Group. J Am Coll Surg 183:61–64, 1996

223. Gottrup F, Apelqvist J: Present and new techniques and devices in the treatment of DFU: a critical review of evidence. Diabetes Metab Res Rev 28 Suppl 1:64 –71, 2012

224. Gottrup F, Apelqvist J, Bjarnsholt T, Cooper R, Moore Z, Peters EJ, Probst S: Antimicrobials and Non -Healing Wounds. Evidence, controversies and suggestions -key messages. J Wound Care 23:477–8, 480, 482, 2014

225. Venkatesan P, Lawn S, Mactarlane RM, Fletcher EM, Finch RG, Jeffcoate WJ: Conservative management of osteomyelitis in the feet of diabetic patients. Diabet Med 14:487–490, 1997

226. Pittet D, Wyssa B, Herter -Clavel C, Kursteiner K, Vaucher J, Lew PD: Outcome of diabetic foot infections treated conservatively: a retrospective cohort study with long -term follow-up. Arch Intern Med 159:851–856, 1999

227. Ulcay A, Karakas A, Mutluoglu M, Uzun G, Turhan V, Ay H: Antibiotherapy with and without bone debridement in diabetic foot osteomyelitis: A retrospective cohort study. Pak J Med Sci 30:28–31, 2014

228. Acharya S, Soliman M, Egun A, Rajbhandari SM: Conservative management of diabetic foot osteomyelitis. Diabetes Res Clin Prac 101:e18–e20, 2013

229. Embil JM, Rose G, Trepman E, Math MC, Duerksen F, Simonsen JN, Nicolle LE:

Oral antimicrobial therapy for diabetic foot osteomyelitis.Foot Ankle Int 27:771–779, 2006

230. Shaikh N, Vaughan P, Varty K, Coll AP, Robinson AH: Outcome of limited forefoot amputation with primary closure in patients with diabetes. Bone Joint J 95–B:1083–1087, 2013

231. Aragon-Sanchez J, Lazaro-Martinez JL, Hernandez-Herrero C, Campillo-Vilorio N, Quintana-Marrero Y, Garcia-Morales E, Hernandez-Herrero MJ: Does osteomyelitis in the feet of patients with diabetes really recur after surgical treatment? Natural history of a surgical series. Diabet Med 29:813–818, 2012

232. Widatalla AH, Mahadi SE, Shawer MA, Mahmoud SM, Abdelmageed AE, Ahmed ME: Diabetic foot infections with osteomyelitis: efficacy of combined surgical and medical treatment. Diabet Foot Ankle 3: 2012

233. Beieler AM, Jenkins TC, Price CS, Saveli CC, Bruntz M, Belknap RW: Successful limb-sparing treatment strategy for diabetic foot osteomyelitis. J Am Podiatr Med Assoc 102:273–277, 2012

234. Lesens O, Desbiez F, Theis C, Ferry T, Bensalem M, Laurichesse H, Tauveron I, Beytout J, Aragon SJ: Staphylococcus aureus-Related Diabetic Osteomyelitis: Medical or Surgical Management? A French and Spanish Retrospective Cohort. Int J Low Extrem Wounds 2014

235. Lazaro-Martinez JL, Aragon-Sanchez J, Garcia-Morales E: Antibiotics versus conservative surgery for treating diabetic foot osteomyelitis: a randomized comparative trial. Diabetes Care 37:789–795, 2014

236. Lipsky BA: Treating diabetic foot osteomyelitis primarily with surgery or antibiotics: have we answered the question? Diabetes Care 37:593–595, 2014

237. Spellberg B, Lipsky BA: Systemic antibiotic therapy for chronic osteomyelitis in adults. Clin Infect Dis 54:393–407, 2012

238. Rod-Fleury T, Dunkel N, Assal M, Rohner P, Tahintzi P, Bernard L, Hoffmeyer P, Lew D, Uckay I: Duration of post-surgical antibiotic therapy for adult chronic osteomyelitis: a single-centre experience. Int Orthop 35:1725–1731, 2011

239. Tone A, Nguyen S, Devemy F, Topolinski H, Valette M, Cazaubiel M, Fayard A, Beltrand E, Lemaire C, Senneville E: Six-Versus Twelve-Week Antibiotic Therapy for Nonsurgically Treated Diabetic Foot Osteomyelitis: A Multicenter Open-Label Controlled Randomized Study. Diabetes Care 2014

240. Dumville JC, Hinchliffe RJ, Cullum N, Game F, Stubbs N, Sweeting M, Peinemann F: Negative pressure wound therapy for treating foot wounds in people with diabetes mellitus. Cochrane Database Syst Rev 10:CD010318, 2013

241. Armstrong DG, Lavery LA: Negative pressure wound therapy after partial diabetic foot amputation: a multicentre, randomised controlled trial.Lancet 366:1704–1710, 2005

242. Dalla Paola L, Carone A, Ricci S, Russo A, Ceccacci T, Ninkovic S: Use of vacuum assisted closure therapy in the treatment of diabetic foot wounds. J Diabetic Foot Complications 2:33–44, 2010

243. Löndahl M, Katzman P, Nilsson A, Hammarlund C: Hyperbaric oxygen therapy facilitates healing of chronic foot ulcers in patients with diabetes. Diabetes Care 33:998–1003, 2010

244. Kessler L, Bilbault P, Ortega F, Grasso C, Passemard R, Stephan D, Pinget M, Schneider F: Hyperbaric oxygenation accelerates the healing rate of nonischemic chronic diabetic foot ulcers: a prospective randomized study. Diabetes Care 26:2378–2382, 2003

245. Faglia E, Favales F, Aldeghi A, Calia P, Quarantiello A, Oriani G, Michael M, Campagnoli P, Morabito A: Adjunctive systemic hyperbaric oxygen therapy in treatment of severe prevalently ischemic diabetic foot ulcer. A randomized study. Diabetes Care 19:1338–1343, 1996

246. Abidia A, Laden G, Kuhan G, Johnson BF, Wilkinson AR, Renwick PM, Masson EA, McCollum PT: The role of hyperbaric oxygen therapy in ischaemic diabetic lower extremity ulcers: a double -blind randomised -controlled trial. Eur J Vasc Endovasc Surg 25:513–518, 2003

247. Cruciani M, Lipsky BA, Mengoli C, de LF: Granulocyte -colony stimulating factors as adjunctive therapy for diabetic foot infections. Cochrane Database Syst Rev 8:CD006810, 2013

248. Cruciani M, Lipsky BA, Mengoli C, de Lalla F: Granulocyte-colony stimulating factors as adjunctive therapy for diabetic foot infections.Cochrane Database Syst Rev Jul 8:CD006810, 2009

249. Margolin L, Gialanella P: Assessment of the antimicrobial properties of maggots. Int Wound J 7:202–204, 2010

250. Sun X, Jiang K, Chen J, Wu L, Lu H, Wang A, Wang J: A systematic review of maggot debridement therapy for chronically infected wounds and ulcers. Int J Infect Dis 25:32–37, 2014

251. Edwards J, Stapley S: Debridement of diabetic foot ulcers. Cochrane Database Syst Rev Jan 20:CD003556, 2010

252. Aragon -Sanchez J, Quintana -Marrero Y, Lazaro -Martinez JL, Hernandez -Herrero MJ, Garcia -Morales E, Benefit -Montesinos JV, Cabrera -Galvan JJ: Necrotizing soft -tissue infections in the feet of patients with diabetes: outcome of surgical treatment and

factors associated with limb loss and mortality. Int J Low Extrem Wounds 8:141–146, 2009

253. Blumberg SN, Warren SM: Disparities in initial presentation and treatment outcomes of diabetic foot ulcers in a public, private, and Veterans Administration hospital. J Diabetes 6:68–75, 2014

254. Edmonds M: Double trouble: infection and ischemia in the diabetic foot. Int J Low Extrem Wounds 8:62–63, 2009

255. Gottrup F: Management of the diabetic foot: surgical and organisational aspects. Horm Metab Res 37 Suppl 1:69–75, 2005

256. Atway S, Nerone VS, Springer KD, Woodruff DM: Rate of residual osteomyelitis after partial foot amputation in diabetic patients: a standardized method for evaluating bone margins with intraoperative culture. J Foot Ankle Surg 51:749–752, 2012

257. Hauser CJ: Tissue salvage by mapping of skin surface transcutaneous oxygen tension index. Arch Surg 122:1128–1130, 1987

258. Aragon-Sanchez J, Lazaro-Martinez JL, Quintana-Marrero Y, Hernandez-Herrero MJ, Garcia-Morales E, Cabrera-Galvan JJ, Benefit-Montesinos JV: Are diabetic foot ulcers complicated by MRSA osteomyelitis associated with worse prognosis? Outcomes of a surgical series. Diabet Med 26:552–555, 2009

259. Abbas ZG, Lutale J, Archibald LK: Rodent bites on the feet of diabetes patients in Tanzania. Diabet Med 22:631–633, 2005

260. Olea MS, Centeno N, Aybar CA, Ortega ES, Galante GB, Olea L, Juri MJ: First report of myiasis caused by Cochliomyia hominivorax (Diptera Calliphoridae) in a diabetic foot ulcer patient in Argentina. Korean J Parasitol 52:89–92, 2014

261. Lamchahab FZ, EI KN, Khoudri I, Chraibi A, Hassam B, Ait OM: Factors influencing the awareness of diabetic foot risks. Ann Phys Rehabil Med 54:359–365, 2011

262. Biswas M, Roy MN, Manik MI, Hossain MS, Tapu SM, Moniruzzaman M, Sultana S: Self medicated antibiotics in Bangladesh: a cross-sectional health survey conducted in the Rajshahi City. BMC Public Health 14:847, 2014

263. Shankhdhar K, Shankhdhar LK, Shankhdhar U, Shankhdhar S: Diabetic foot problems in India: an overview and potential simple approaches in a developing country. Curr Diab Rep 8:452–457, 2008

264. Thng P, Lim RM, Low BY: Thermal burns in diabetic feet. Singapore Med J 40:362–364, 1999

265. Abbas ZG, Lutale JK, Bakker K, Baker N, Archibald LK: The `Step by Step´ Diabetic Foot Project in Tanzania: a model for improving patient outcomes in less-developed countries. Int Wound J 8:169–175, 2011

266. Cawich SO, Harnarayan P, Islam S, Budhooram S, Ramsewak S, Naraynsingh V: Adverse events in diabetic foot infections: a case control study comparing early versus delayed medical treatment after home remedies. Risk Manag Healthc Policy 7:239–243, 2014

267. Reardon S: Antibiotic resistance sweeping developing world. Nature 509:141–142, 2014

268. Hatipoglu M, Mutluoglu M, Uzun G, Karabacak E, Turhan V, Lipsky BA: The microbiologic profile of diabetic foot infections in Turkey: a 20-year systematic review: diabetic foot infections in Turkey. Eur J Clin Microbiol Infect Dis 33:871–878, 2014

269. Abbas ZG, Archibald LK: Challenges for management of the diabetic foot in Africa: doing more with less. Int Wound J 4:305–313, 2007

270. Schaper NC, Apelqvist J, Bakker K: Reducing lower leg amputations in diabetes: a challenge for patients, healthcare providers and the heal-thcare system. Diabetologia 55:1869–1872, 2012

第七章　IWGDF 促进糖尿病足慢性创面愈合的指导

F. L. Game[1], J. Apelqvist[2], C. Attinger[3], A. Hartemann[4], R. J. Hinchliffe[5],M. Löndahl[2], P. E. Price[6], W. J. Jeffcoate[7]; on behalf of the International Working Group on the Diabetic Foot (IWGDF)

推荐点

1.应用清水或生理盐水清洗创面、必要时进行清创以清除创面上的组织碎片,应用无菌惰性敷料包裹创面以吸收创面过多的分泌物、保持创面温暖湿润,促进伤口愈合(强;低)。

2.首先应用尖锐器具清除创面腐烂的坏死组织、伤口周围结痂,这一措施优先于其他措施,但要注意相对禁忌证,例如严重的缺血。(强;低)

3.敷料选择主要基于渗液控制的情况、舒适性及费用。(强;弱)

4.不要用含微生物的敷料改善创面愈合或预防创面二次感染。(强;中)

5.全身的高压氧治疗为我们提供了一条治疗方案,但是需要进一步应用盲法随机对照研究来证实其有效性及性价比,并发现哪些患者会从中获益。(弱;中)

Institutions
[1] Department of Diabetes and Endocrinology, Derby Teaching Hospitals NHS FT, Derby UK
[2] Department of Endocrinology, Skåne University Hospital, Sweden
[3] Department of Plastic Surgery, Medstar Georgetown University. Hospital, Washington, DC, USA
[4] Pitié–Salpêtrière Hospital, APHP, Paris 6 University, ICAN, France
[5] St George's Vascular Institute, St George's Healthcare NHS Trust, London, UK
[6] Vice–Chancellors' Office, Cardiff University, Cardiff, Wales, UK
[7] Department of Diabetes and Endocrinology, Nottingham University Hospitals NHS Trust, Nottingham UK

Address of correspondece
Dr Fran Game, Department of Diabetes and Endocrinology, Derby Teaching Hospitals NHS FT, Uttoxeter Road, Derby DE22 3NE, UK. Frances.game@nhs.net

6.局部负压创面处理技术可以在术后伤面上应用,但是其有效性和性价比,尚需进一步证实。(弱;中)

7.不要选择部分机构报告推荐的改变创面生态环境以获取更好创面愈合效果的方法,包括生长因子、生物工程皮肤产品和凝胶,建议优先采用高质量的标准治疗方法。(强;低)

8.不要选择部分机构推荐的有关改变慢性创面物理环境以获得疗效的方法,包括有关电子、磁力、超声波和冲击波的方案,建议优先采用高质量的标准治疗方法。(强;低)

9.不要选用全身治疗以改善慢性溃疡的愈合,包括药物及中草药治疗,建议优先采用高质量的标准治疗方法。(强;低)

引言

用特殊的干预方式去处理糖尿病足慢性溃疡的愈合,尚需要大量的证据证实。IWGDF 用 10 年的时间总结出了 3 篇最新的系统评价[1-3]。基于这 3 篇系统评价,作者制订了促进糖尿病足溃疡创面愈合的指导,这个指导基于 GRADE 系统,包括证据的质量和推荐的强度。推荐可以支持干预的方式,基于证据的质量,来决定是否推荐某种特殊干预方式或推荐强度。

本指导的推荐基于证据分类分级及推荐系统(GRADE 系统)[4,5]。在本指导中的一些较旧的系统评价数据中,我们不能评估出其不一致性、间接性和精确性。它们需要全面的评价证据的质量。因此,我们评估证据的质量基于:研究的偏倚风险、有效性、专家的观点。证据的质量等级为"高""中"和"低"。推荐的强度为"强"和"弱",这是基于证据的质量,获益与风险,患者的依从性和费用(资源的使用)。每条推荐的理由也写在本指导中。

糖尿病足溃疡的最佳清创方式是什么?

    1.应用清水或生理盐水清洗创面、必要时进行清创以清除创面上的组织碎片,应用无菌惰性敷料包裹创面以吸收创面过多的分泌物、保持创面温暖湿润,促进伤口愈合。(强;低)

    2.首先应用尖锐器具清除创面的腐烂坏死组织、伤口周围结痂,这一措施优先于其他措施,但要注意相对禁忌证,例如严重的缺血。(强;低)

    这里的清创是指去除表面的组织碎片,坏死及感染的组织,直到可见清洁的、有活力的组织。尽管专家是支持清创的,但是常规的清创和特殊类型的清创还缺乏强有力的证据。清创可以通过物理的方法(外科锐性清创,超声水刀清创)、生物的方法(幼虫清创)、自溶的方法(水凝胶清创)或者生物化学的方法(酶类清创)。令人吃惊的是,锐性清创或者外科清创几乎没有证据,仅仅在一个系统评价中的一篇文章中可见,还只是被用于亚组分析时提到[6]。尽管所有的指南都强调锐性清创[7,8,9]是创面处理的重要部分,但是要排除相对禁忌证,比如严重的缺血。

    IWGDF 撰写的 3 篇系统评价中的证据显示:用水凝胶清创,与普通盐水纱布相比,有利于创面的愈合,但是风险偏倚较高。Cochrane 系统评价也同意该结论[13]。同样,酶类和超声水刀清创也没有得到有利的证据支持,这些证据局限于一项研究中[14,15]。幼虫治疗的证据仅仅来自于 4 项风险偏倚较高的小型研究,故在这 3 篇综述中也没有得到支持[16-19]。有趣的是,近期两项大型的 RCT 研究,用幼虫去治疗静脉性下肢溃疡,没有显示其可以促进溃疡愈合[20,21]。

    这并不意味着清创是无效的, 只是目前没有强有力的证据支持这项强推荐。总之,临床医生不应该选择更新、更贵的干预措施,除非它们被证明比现有的方法促进愈合的效果更好。

用于创面愈合的最好的敷料有哪些?

3.敷料的选择主要基于渗液控制的情况、舒适性及费用。（强；弱）

4.不要用含微生物的敷料改善创面愈合或预防创面二次感染。（强；中）

3 篇系统评价中包含了多种多样的促进糖尿病足溃疡愈合的敷料。整体来看,由于都是小型研究及风险偏倚较高,故任何一种敷料的证据都较差。

羧甲基纤维素敷料[22]在早期有阳性结果,但是在近期的一项低风险偏倚的单盲 RCT 研究中没有支持该结果[23]。

很有趣的是创面表面杀菌剂或者抗微生物的敷料在逐渐增加使用,但是促进创面愈合却没有作为评价这些敷料的结果。其实,评价创面愈合更为重要。一项研究结果显示:在经跗骨截趾术后,使用抗生素珠子后对于创面的愈合率没有作用[24]。

几个世纪以来,我们一直认为蜂蜜有很好的抗微生物作用,可以有效地促进慢性创面的愈合。但是,几乎没有证据支持它可以促进愈合作用或预防继发感染。在这 3 篇系统评价中,仅仅有三项小型的对照研究涉及蜂蜜。但是与含碘敷料相比,没有显示出获益[25-27]。关于各种创面使用蜂蜜的 Cochrane 系统评价得出结论:医疗卫生机构应该避免常规使用蜂蜜去促进创面愈合,除非有充分地证据支持。本指导也支持这个结论。

其他的局部抗微生物敷料,比如银或者碘敷料,应用非常的广泛。但是在 3 篇系统评价中仅仅找到一项银离子敷料的对照研究[29],而且显示没有获益。同样,最近的一项 Cochrane 评价中显示:没有证据显示抗菌剂可以促进任何感染的溃疡愈合及预防继发感染[30]。2012年综述中的一项高质量的RCT研究比较了非黏附敷料、含碘敷料和羟甲基纤维素水凝胶敷料，结果显示3种敷料可以促进愈合，在预防产生新的感染方面没有差别[23]。

对于创面局部干预的结论是没有证据显示哪种敷料是最好的。任何敷料都缺乏其适应证，医务人员应该用相对便宜的敷料，但是要保证创面湿润的同时控制过多的渗出。

全身高压氧治疗(HBOT)可以加快糖尿病足溃疡的愈合吗？

5.全身高压氧治疗为我们提供了一条治疗方案，但是需要应用盲法随机对照研究进一步来证实其有效性及性价比，并发现哪些患者会从中获益。（弱；中）

在本指导的系统评价中，我们报道了两项在方法学上高质量的全身HBOT的RCT[31,32]。其中一项较大的研究[32]显示：患者无论伴有或不伴有（严重）周围动脉疾病，结果显示干预组都有显著的促愈效果，可以在12个月内愈合。分析发现，经过HBOT治疗的患者溃疡愈合与经皮氧分压(TcPO$_2$)有关系，与踝肱指数(ABI)和趾动脉压无关[33]。另一项RCT也显示HBOT有促进愈合的作用，对有不可恢复的下肢缺血的患者同样有效。但哪些患者会从HBOT中获益最大仍有待明确。来自美国31个州83个中心的大型回顾性队列研究强调[34]：临床医生确定患者"有充足的下肢血流"后，这些患者才可以接受医疗及由医疗救助中心的付费，然后进行HBOT治疗。但一位作者根据倾向评分—校正模型，得到的结论却是HBOT既不能预防截肢，也没有促进创面愈合的可能。尽管这项研究的设计和入选标准受到批评，但是它还是强调需要进一步的研究去确定哪些患者获益最大及如何评定性价比。

局部负压创面治疗(NPWT)可以促进糖尿病足溃疡愈合吗?

6.局部负压创面治疗可以在术后伤面上应用,但是其有效性和性价比尚需进一步证实。(弱;中)

NPWT 是使用密闭装置给予创面间断或连续的负压。熟练使用这项技术需要掌握以下知识:了解不同压力对创面的影响、不同的外部材料的特点、不同的内部与创面接触的材料的特点。NPWT 有以下原理:①吸取多余的创面渗液、降低敷料更换的频率、保持创面清洁和减少恶臭。②NPWT 可以刺激肉芽组织形成[35,36]及创面的收缩[35]。③NPWT 可以通过机械的方法增加组织灌注,并能够帮助不便行走的患者减压[35]。NPWT 可以促进愈合过程,但不会促进创面的上皮化。NPWT 潜在的副作用包括:创面浸渍、敷料长期滞留、创面感染[36]。其他禁忌证见文献[37]。由于NPWT 这项技术相对复杂,有一定风险,所以需要一些技巧和培训。

在糖尿病足溃疡中,NPWT 用于两种不同类型的创面:术后创面和慢性非手术创面。

术后创面

在早期的系统评价中, 作者介绍了两项大型 RCT 和一项小型 RCT,结果显示 NPWT 对术后创面在促进愈合时间和改善愈合率方面都有显著效果[38,39,40]然而,研究在方法学上存在一定问题,导致出现了偏倚。

一项小型研究报道了 NPWT 在成功进行了皮肤移植后的创面使用情况[41]。与常规治疗组相比,NPWT 促进了创面中皮片的生长,但是该研究的方法学质量较差。另一项小型随机单盲研究显示,NPWT 可以促进创面中移植皮片的生长,但是没有定量指标[42],而且这项研究不是在糖尿病足溃疡创面中进行的。

非外科创面

从 3 篇系统评价中我们可以找到 3 项小型的 RCT 和 1 项队列研究，这些是关于 NPWT 在慢性 DFU 中使用的研究[43-46]，尽管都存在方法学的缺陷，但是均显示可以缩小创面的体积和深度[43]，减少愈合时间[44]，但这些研究存在偏倚，而且有相当程度的发表偏倚[35]。

由于缺乏有效的证据，故不推荐在非外科创面使用 NPWT。

有其他用于创面愈合的方法吗？

7.不要选择部分机构报告推荐的改变创面生态环境以获取更好创面愈合效果的方法，包括生长因子、生物工程皮肤产品和凝胶，建议优先采用高质量的标准治疗方法。(强;低)

从 3 篇系统评价中，我们找到了关于胶原氧化纤维素敷料的 4 项研究[47-50]。其中最大的一项研究没有显示有促愈效果。其他的小型研究质量较差，其结果显示脱细胞真皮再生基质和来自于猪小肠的脱细胞生物制品用于创面愈合后，其结果不支持这些产品在常规创面治疗中使用[51-53]。

最近还有一项研究，在创面周围注射多聚脱氧核糖核苷酸[54]。尽管是一项高分的 RCT，对照组愈合率较差，但是该研究缺乏减压和卫生经济学的数据。更早的一些研究建议使用其他生物制品(比如来自猪小肠黏膜下层的脱细胞生物制品、脱细胞真皮再生组织基质、乳铁传递蛋白 talacto-ferrin, chrysalin)，这些制品都可以改变创面的生物化学环境和细胞生物学特点。目前的研究没有证据支持使用以上任何一种制品去促进创面的愈合。

血小板提取物和血小板衍生的生长因子作为一种治疗药物，近年来一直是研究热点。最早的研究是使用自体血小板去治疗下肢或者足溃疡，但是并非所有的患者都有糖尿病[55]。后期关于血小板提取物的研究报道显示其可以促进创面愈合，但由于研究对象创面愈合后会大量脱落，导致在实际研究人群中影响了结果。制备自体血小板凝胶需要血容量的问题在后期的 RCT 研究中通过采用血库中的血小板得以克服[57]。尽管这些研究有阳性结果，但是关于入组标准几乎都没有提及。同时这些产品仅能用于无感染、无缺血、无坏死的创面，这仅仅是糖尿病足溃疡中很小的一部分。而且，使用非自体的血小板还会产生感染。

重组血小板衍生的生长因子的使用也进行了评估。六项 RCT 显示：要么是干预组与对照组之间无差别，要么就是存在重大的方法学问题。由于其价格不菲，所以在考虑常规使用之前，需要更加有力的数据去分析其性价比。

其他的重组生长因子，包括碱性成纤维生长因子(bFGF)，表皮生长因子(EGF)和血管内皮生长因子(VEGF)也进行了研究。两项 bFGF 的研究不支持其临床使用[64,65]。尽管在一些国家 EGF 被广泛使用，但仅仅有三项中为高分的 RCT，而且结果之间相互矛盾[66-68]。所以在促进创面愈合和减少面积方面没有明确结论。一项经肌肉注射包含 VEGF 基因质粒的研究显示可以减小创面的面积。但是该结果在被引入到临床使用之前还需要进一步确定。目前没有证据支持任何一种生长因子能在标准创面处理无效时发挥作用。

培养的真皮成纤维细胞、角质细胞或成纤维细胞/角质细胞混合物用于创面愈合治疗，要么是方法学有问题，要么是对照组有低的愈合率而影响其结果[70-74]。仅有一项设计良好的 RCT 显示[75]：患者创面愈合良好，但是中期停止，所以这种方法的性价比还需要进一步去确认。先使用表皮组织工程皮肤，再使用成纤维细胞/角质细胞混合物去促进创面愈合的研究还需要进一步来确定其结果的有效性[76]。这些产品存在以下问题：应用过程复杂，费用较高，愈合后皮肤质量不好。所以还需要更高质量的证据去校正这些产品是否能用于常规治疗。皮片皮肤移植被广泛用于无感染、无缺血和无坏死的创面,包括糖尿病足溃疡。但是令人吃惊的是,仅仅找到了一项皮片皮肤移植的研究[77],由于其存在方法学上的缺陷,所以不支持皮片皮肤移植用于糖尿病足溃疡。

综上所述,基于大量的证据,不推荐以上任何一种产品用于创面的常规治疗。

还有其他的局部促进糖尿病足溃疡愈合的方法吗?

8.不要选择部分机构推荐的有关改变慢性创面物理环境以获得疗效的方法,包括有关电子、磁力、超声波和冲击波的方案,建议优先采用高质量的标准治疗方法。(强;低)

关于使用电刺激[78-80]、超声[81]、常温治疗[82]、磁力[83]及激光治疗的研究没有显示出有益的证据。冲击波及高压氧的治疗在实际研究人群中,分析和方法学中存在问题并影响其结果[85,86]。没有证据支持任何物理治疗的方法可以用于常规治疗。

全身治疗,包括药物及草药,可以促进创面愈合吗?

9.不要选用全身治疗以改善慢性溃疡愈合,包括药物及中草药治疗,建议优先采用高质量的标准治疗方法。(强;低)

低分子肝素[87],伊洛前列素滴注[88],还有草药(2个研究是口服使用,1

个研究是静脉使用)[89-91]的研究均质量较差,没有显示可以很好促进创面
愈合。最近一项关于口服维格列汀的研究显示:12周后可以改善创面愈
合,但是对照组有非常低的愈合率,考虑治疗组给予更好的创面护理,药
物本身能起多少作用依然存在疑问。因此,没有证据去推荐使用任何一种
全身治疗来作为促进创面愈合的常规治疗。

注意事项

　　本指导的推荐均来自于已经发表的系统评价, 但是也有一定的局限
性。首先这些系统评价着眼于寻找特殊的干预措施与促进创面愈合的证据
(应仅限于糖尿病足溃疡,而不是其他的急性或慢性创面)。同时,愈合的过
程是复杂的,包括许多细胞及信号通路的相互作用,特殊干预的获益可能
局限在特殊的创面和某个愈合的阶段。由于愈合需要持续几周到几个月,
所以促愈的作用可能不明显。还有重要的一点是,促愈的好处是否来自于
常规的好的足部护理,包括足部负重部位溃疡的减压,尚待确定。

　　若研究时间长度有限,就不能以溃疡的完全愈合作为结果,可以选择
替代指标,比如4周后创面的缩小率,可以用来预测最终的溃疡愈合率[93]。
这个替代指标可以看到干预短期反应的效果, 同时不被整体愈合过程的
复杂性所掩盖。确定了短期的研究结果之后,以此为基础,方可进一步去
确定哪些人群使用这种干预可以获益。

　　总之,创面处理的临床终点是加速糖尿病足慢性溃疡的完全愈合。如
果任何治疗可以证明这一点, 就可以推荐其作为常规治疗。但是迄今为
止,由于许多病例的研究质量有限,所以本指导暂不做推荐。

尚未解决的关键性问题

　　1.用于评估干预措施的证据均较低

　　除了减压(此处不讨论),创面愈合领域任何用于足溃疡愈合治疗的

证据水平都较差。目前几乎没有新的高质量的研究证据。

2.由于试验设计的困难，导致创面愈合领域高质量的研究也只能提供低质量的结果汇报。

试验设计中稍有缺陷，就可能导致严重的差的证据。这些证据通常是基于特殊的干预及其所选择的测量结果而来。困难的根源是，干预措施要显示促进愈合的有效性，但是溃疡的愈合需要好几周。如果干预措施仅仅在溃疡愈合的某个阶段或者在特殊的临床情况下才有效，其实很难证明其在常规试验中有效。

3.关于性价比，基本没有数据

尽管有少量研究证明了特殊干预的有效性，但是没有显示其性价比，也没有显示任何的特殊干预可以进行常规应用。

参考文献

1. Hinchliffe RJ, Valk GD, Apelqvist J, Armstrong DG, Bakker K, Game FL, Hartemann-Heurtier A, Londahl M, Price PE, van Houtum WH, Jeffcoate WJ. A systematic review of the effectiveness of interventions to enhance the healing of chronic ulcers of the foot in diabetes. Diabetes Metab Res Rev 2008; 24 Suppl 1 S119–144.

2. Game FL, Hinchliffe RJ, Apelqvist J, Armstrong DG, Bakker K,Hartemann A, Londahl M, Price PE, Jeffcoate WJ. A systematic review of interventions to enhance the healing of chronic ulcers of the foot in diabetes. Diabetes Metab Res Rev. 2012; 28 Suppl 1:119–41

3. Game FL, Hinchliffe RJ, Apelqvist J, Armstrong DG, Bakker K,Hartemann A, Londahl M, Price PE, Jeffcoate WJ. A systematic review of interventions to enhance the healing of chronic ulcers of the foot in diabetes. Diabet Metab Res Rev 2015.

4. Guyatt GH, Oxman AD, Vist GE, Kunz R, Falck-YtterY, Alonso-Coello P, Schunemann HJ; GRADE Working Group. GRADE: an emerging consensus on rating quality of evidence and strength of recommendations. Brit Med J 2008; 336(7650): 924–6

5. http://essentialevidenceplus.com/product/ebm_ loe.cfm?show =grade (accessed 31st March 2015)

6. Saap LJ, Falanga V. Debridement performance index and its correlation with com-

plete closure of diabetic foot ulcers. Wound Repair Regen 2002; 10: 354-9

7.　Centre for Clinical Practice at NICE　(UK). Diabetic Foot Problems: Inpatient Management of Diabetic Foot Problems. National Institute for Health and Clinical Excellence (UK); 2011 National Institute for Health and Clinical Excellence: Guidance

8.　Ottawa　(ON): Canadian Agency for Drugs and Technologies in Health Procedures for Managing Diabetic Foot Ulcers: A Review of Debridement, Clinical Effectiveness, Cost-effectiveness, and Guidelines 2014 http://www.ncbi.nlm.nih.gov/books/NBK253769/pdf/TOC.pdf (accessed December 2014)

9.　Bergin SM, Gurr JM, Allard BP, Holland EL, Horsley MW, Kamp MC, Lazzarini PA, Nube VL, Sinha AK, Warnock JT, Alford JB, Wraight PR; Australian Diabetes Foot Network. Australian Diabetes Foot Network: management of diabetes-related foot ulceration-a clinical update. Med J Aust 2012; 20;197: 226-9

10.　Jensen JL, Seeley J, Gillin B. Diabetic foot ulcerations. A controlled randomized comparison of two moist wound healing protocols:carrasyn Hydrogel Wound dressing and wet-to-moist saline gauze. Adv Wound Care 1998; 11:S1-S4.

11.　Cangialosi CR Synthetic skin. A new adjunct in the treatment of diabetic ulcers. J Am Podiatry Assoc 1982; 72: 48-52

12.　Capasso VA, Munro BH. The cost and efficacy of two wound treatments. AORN J 2003; 77: 984-992.

13.　Dumville JC, O'Meara S, Deshpande S, Speak K.Hydrogel dressings for healing diabetic foot ulcers.Cochrane Database Syst Rev 2013 Jul 12;7

14.　Tallis A, Motley TA, Wunderlich RP, Dickerson JE Jr, Waycaster C, Slade HB; Collagenase Diabetic Foot Ulcer Study Group Clinical and economic assessment of diabetic foot ulcer debridement with collagenase: results of a randomized controlled study. Clin Ther 2013; 35:1805-20

15.　Caputo WJ, Beggs DJ, DeFede JL, Simm L, Dharma H. A prospective randomised controlled trial comparing hydrosurgery debridement with conventional surgical debridement in lower extremity ulcers. Int Wound J 2008; 5: 288-94

16.　Sherman RA. Maggot therapy for treating diabetic foot ulcers unresponsive to conventional therapy. Diabetes Care 2003; 26: 446-451.

17.　Armstrong DG, Sala P, Short B, et al. Maggot therapy in "lower-extremity hospice" wound care. J Am Podiatr Med Assoc 2005; 95: 254-57

18.　Paul AG, Ahmad NW, Ariff AM, Saranum M, Naicker AS, Osman Z. Maggot debridement therapy with Lucillia cuprina: a comparison with conventional de-bridement in diabetic foot ulcers. Int Wound J 2009; 6: 39-46

19.　Wang SY, Wang JN, Lv DC, Diao YP, Zhang Z. Clinical research on the bio-debridement effect of maggot therapy for treatment of chronically infected lesions. Orthop Surg 2010; 2: 201–6

20. Davies C Woolfrey G, Hogg N, Dyer J, Cooper A, Waldron J Bulbulia R, Whyman M, Poskitt K. Maggots as a wound debridement agent for chronic venous leg ulcers under graduated compression bandages: a randomised controlled trial. Health Technol Assess 2009; 13: 1–182

21. Dumville JC, Worthy G, Soares MO, Bland JM, Cullum N, Dowson C, Iglesias C, McCaughan D, Mitchell JL, Nelson EA, Torgerson DJ; VenUS II team. VenUS II: a randomised controlled trial of larval therapy in the management of leg ulcers. Health Technol Assess. 2009 Nov;13(55):1–182

22. Piaggesi A, Baccetti F, Rizzo L, Romanelli M, Navalesi R, Benzi L. Sodium carboxyl-methyl-cellulose dressings in the management of deep ulcerations of diabetic foot. Diabet Med 2001; 18: 320–24

23. Jeffcoate WJ, Price PE, Phillips CJ, et al. Randomised controlled trial of the use of three dressing preparations in the management of chronic ulceration of the foot in diabetes. Health Technol Assess 2009; 13: 1–86

24. Krause FG, de Vries G, Meakin C, Kalia TP, Younger AS. Outcome of transmetatarsal amputations in diabetics using antibiotic beads. Foot Ankle Int 2009; 30: 486–93

25. Shukrimi A, Sulaiman AR, Halim AY, Azril A. A comparative study between honey and povidone iodine as dressing solution for Wagner type II diabetic foot ulcers. Med J Malaysia 2008; 63: 44

26. Rehman E-U, Afzal M.O., Ali A., Qureshi A.-R.Z.-U.-R., Rashid M. Comparison between honey and povidone-iodine/normal saline dressing for management of Wagner grades I&II diabetic foot ulcers. Pak J Med Health Sci 2013; 7/4:1082–108.

27. Jan WA, Shah H, Khan M, Fayaz M, Ullah N. Comparison of conventional pyodine dressing with honey dressing for the treatment of diabetic foot ulcers. J Postgrad Med Inst 2012; 26: 402–7

28. Jull AB, Walker N, Deshpande S. Honey as a topical treatment for wounds. Cochrane Database Syst Rev 2013; 28; 2

29. Jude EB, Apelqvist J, Spraul M, Martini J. Prospective randomized controlled study of Hydrofiber dressing containing ionic silver or calcium alginate dressings in non-ischaemic diabetic foot ulcers. Diabet Med 2007; 24: 280–8

30. Vermeulen H, van Hattem JM, Storm-Versloot MN, Ubbink DT, Westerbos SJ Topical silver for treating infected wounds (Review) Cochrane Database of Systematic Reviews 2007, Issue 1. Art. No.: CD005486. DOI: 10.1002/14651858.CD005486.

pub2.

31. Abidia A, Laden G, Kuhan G, et al. The role of hyperbaric oxygen therapy in ischaemic diabetic lower extremity ulcers: a double-blind randomised controlled trial. Eur J Vasc Endovasc Surg 2003; 25: 513–8

32. Löndahl M, Katzman P, Nilsson A, Hammarlund C. Hyperbaric oxygen ther-apy facilitates healing of chronic foot ulcers in patients with diabetes. Diabetes Care 2010; 33: 998–1003

33. Londahl M, Katzman Hammarlund C, Nilsson A, Landin-Olsson M.

34. Relationship between ulcer healing after hyperbaric oxygen therapy and transcutaneous oximetry, toe blood pressure and ankle-brachial index in patients with diabetes and chronic foot ulcers. Diabetologia. 2011 Jan;54(1):65–8.

35. Margolis DJ, Gupta J, Hoffstad O, Papdopoulos M, Glick HA, Thom SR, Mitra N. Lack of Effectiveness of hyperbaric oxygen therapy for the treatment of diabetic foot ulcer and the prevention of amputation. A cohort study. Diabetes Care 2013; 36: 1961–6

36. Dumville JC, Hinchliffe RJ, Cullum N, Game F, Stubbs N, Sweeting M, Peinemann FNegative pressure wound therapy for treating foot wounds in people with diabetes mellitus. Cochrane Database Syst Rev 2013 Oct 17;10:CD010318. doi: 10.1002/14651858.CD010318.pub2

37. FDA 2011 US Food, Drug Administration. FDA Safety Communication: Update on serious complications associated with negative pressure wound therapy systems. http://www.fda.gov/downloads/drugs/drugsafety/postmarketdrugsafetyinformationforpatientsandproviders/ucm142821.pdf(Accessed December 2014)

38. Strohal, R., Apelqvist, J., Dissemond, J. et al. EWMA Document: Debridement. J Wound Care. 2013; 22 (Suppl. 1): S1–S52.

39. Armstrong DG, Lavery LA, Diabetic Foot Study Consortium. Negative pressure wound therapy after partial diabetic foot amputation: a multicentre, randomised controlled trial. Lancet 2005; 366: 1704–10

40. Blume PA, Waiters J, Payne W, Ayala J, Lantis J. Comparison of negative pressure wound therapy using vacuum-assisted closure with advanced moist wound therapy in the treatment of diabetic foot ulcers. Diabetes Care 2008; 31: 631–6

41. Sepulveda G, Espindola M, Maureira A, et al. Negative-pressure wound therapy versus standard wound dressing in the treatment of diabetic foot amputation. A randomised controlled trial. Cirurg Espanola 2009; 86: 171–77

42. Dalla Paola L, Carone A, Ricci S, Russo A, Ceccacci T, Ninkovic S. Use of vacuum assisted closure therapy in the treatment of diabetic foot wounds. J Diabet Foot

Complications 2010; 2; 33-44

43. Moisidis E, Heath T, Boorer C, Ho K, Deva AK. A prospective, blinded, randomized, controlled clinical trial of topical negative pressure use in skin grafting Plast Reconst Surg 2004: 114: 917-22

44. Eginton MT, Brown KR, Seabrook GR, Towne JB, Cambria RA. A prospective randomized evaluation of negative -pressure wound dressings for diabetic foot wounds. Ann Vasc Surg 2003; 17: 645-49

45. McCallon SK, Knight CA, Valiulus JP, Cunningham MW, McCulloch JM, Farinas LP Vacuum -assisted closure versus saline -moistened gauze in the healing of postoperative diabetic foot wounds. Ostomy Wound Manage 2000; 46: 28-32

46. Frykberg RG, Williams DV Negative -pressure wound therapy and diabetic foot amputations. J Am PodiatrAssoc 2007; 97: 351-59

47. Peinemann F, McGauran N, Sauerland S, Lange S. Negative pressure wound therapy: potential publication bias caused by lack of access to unpublished study results data. BMC Medical Research Methodology 2008; 8: 4

48. Veves A, Sheehan P, Pham HT. A randomized, controlled trial of Promogran (a collagen/oxidized regenerated cellulose dressing) vs standard treatment in the management of diabetic foot ulcers. Arch Surg 2002; 137: 822-27

49. Lázaro-Martinez JL, García-Morales E, Benefit-Montesinos JV, Martínez-de-Jesis FR, Aragon-Sanchez FJ. Randomized comparative trial of a collagen/oxidized regenerated cellulose dressing in the treatment of neuropathic diabetic foot ulcers. Cirurg Espanola 2007; 82: 27-1

50. Gottrup F, Cullen BM, Karlsmark T, Bischoff -Mikkelsen M, Nisbet L, Gibson MC. Randomized controlled trial on collagen/oxidized regenerated cellulose/silver treatment. Wound Rep Reg 2013; 21: 216-25

51. Motzkau M, Tautenhahn J, Lehnert H, Lobmann R. Expression of matrix -metalloproteases in the fluid of chronic diabetic foot wounds treatec with a protease absorbent dressing. Exp Clin Endocrinol Diabetes 2011;119: 286-90

52. Niezgoda JA, Van Gils CC, Frykberg RG, Hodde JP Randomized clinical trial comparing OASIS Wound Matrix to Regranex Gel for diabetic ulcers. Adv Skin Wound Care 2005; 18: 258-66

53. Brigido SA. The use of an acellular dermal regenerative matrix in the treatment of lower extremity wounds: a prospective 16-week pilot study Intwound J 2006; 3: 161-7

54. Reyzelman A, Crews RT, Moore L, et al. Clinical effectiveness of an acellular dermal regenerative tissue matrix com -pared to standard wound management in healing diabetic foot ulcers: a prospective, randomised, multicentre study. Int Wound J 2009;

6:196–208

55. Squadrito F, Bitto A, Altavilla D, Arcoraci V, De Caridi G, De Feo ME, Corrao S, Pallio G, Sterrantino C, Minutoli L, Saitta A, Vaccaro M, Cucinotta D. The effect of PDRN, an adenosine receptor A2A agonist, on the healing of chronic diabetic foot ulcers: results of a clinical trial. J Clin Endocrinol Metab 2014; 99: E746–53

56. Krupski WC, Reilly LM, Perez S, Moss KM, Crombleholme PA, Rapp JH. A prospective randomized trial of autologous platelet-derived wound healing factors for treatment of chronic nonhealing wounds: a preliminary report. J Vasc Surg 1991; 14: 526–32

57. Driver VR, Hanft J, Fylling CP, Beriou JM, Autologel Diabetic Foot Ulcer Study Group. A prospective, randomized, controlled trial of autolo-gous platelet-rich plasma gel for the treatment of diabetic foot ulcers. Ostomy Wound Manage 2006; 52: 68–70

58. Jeong S-H, Han S-K, Kim W-K. Treatment of diabetic foot ulcers using a blood bank concentrate. Plast Reconstr Surg 2010; 125: 944–52

59. Niezgoda JA, Van Gils CC, Frykberg RG, Hodde JP Randomized clinical trial comparing OASIS Wound Matrix to Regranex Gel for diabetic ulcers. Adv Skin Wound Care 2005; 18: 25866

60. Steed DL, Diabetic Ulcer Study Group. Clinical evaluation of recombinant human platelet-derived growth factor for the treatment of lower extremity diabetic ulcers. J Vasc Surg 1995; 21: 71–8

61. Wieman TJ, Smiell JM, Su Y. Efficacy and safety of a topical gel formulation of recombinant human platelet-derived growth factor-BB (becaplermin) in patients with chronic neuropathic diabetic ulcers. A phase III randomized placebo –controlled double-blind study. Diabetes Care 1998; 21: 822–7

62. Robson MC, Payne WG, Garner WL, et al. Integrating the results of phase IV (post–marketing) clinical trial with four previous trials reinforces the position that Regranex (becaplermin) gel 0.01% is an effective adjunct to the treatment of diabetic foot ulcers. J Appl Res 2005; 5: 35–45

63. Khandelwal S, Chaudhary, P Poddar DD, Saxena, N, Singh RAK, Biswal UC. Comparative study of different treatment options of grade III and IV diabetic foot ulcers to reduce the incidence of amputations. Clinics and Practice 2013; 3:e9 20–4

64. Landsman A, Agnew P, Parish L, Joseph R, Galiano RD. Diabetic foot ulcers treated with becaplermin and TheraGauze, a moisture-controlling smart dressing: a randomized, multicenter, prospective analysis. J Am Podiatr Med Assoc 2010, 100: 155–60

65. Richard JL, Parer-Richard C, Daures JP, et al. Effect of topical basic fibroblast growth factor on the healing of chronic diabetic neuropathic ulcer of the foot. A pilot,

randomized, double-blind, placebo-controlled study. Diabetes Care 1995; 18: 64–9

66. Uchi H, Igarashi A, Urabe K, et al. Clinical efficacy of basic fibroblast growth factor (bFGF) for diabetic ulcer. Eur J Dermatol 2009; 19: 461–8

67. Tsang MW, Wong WK, Hung CS, et aLHuman epidermal growth factor enhances healing of diabetic foot ulcers. Diabetes Care 2003; 26: 1856–1861.

68. Viswanathan V, Pendsey S, Sekar N, Murthy GSR. A phase II study to evaluate the safety and efficacy of recombinant human epidermal growth factor (REGEN-D TM 150) in healing diabetic foot ulcers. Wounds 2006; 18: 186–96

69. Fernandez-Montequin JI, Valenzuela-Silva CM, Diaz OG, et al. Intra-lesional injections of recombinant human epidermal growth factor promote granulation and healing in advanced diabetic foot ulcers: multicenter, randomised, placebo-controlled, double-blind study. Intwound J 2009; 6: 432–43

70. Kusumanto YH, Van Weel V, Mulder NH, et al. Treatment with intramuscular vascular endothelial growth factor gene compared with placebo for patients with diabetes mellitus and critical limb ischaemia: a double-blind randomized trial. Human Gene Ther 2006; 17: 683–91

71. Gentzkow GD, Iwasaki SD, Hershon KS, et al. Use of Dermagraft, a cultured human dermis, to treat diabetic foot ulcers. Diabetes Care 1996; 19: 350–4

72. Naughton G, Mansbridge J, Gentzkow G. A metabolically active human dermal replacement for the treatment of diabetic foot ulcers. Artif Organs 1997; 21: 1203–10

73. Marston WA, Hanft J, Norwood P, Pollak R, Dermagraft Diabetic Foot Ulcer Study Group. The efficacy and safety of Dermagraft in improving the healing of chronic diabetic foot ulcers: results of a prospective randomized trial. Diabetes Care 2003; 26: 1701–5

74. Bayram Y, Deveci M, Imirzalioglu N, Soysal Y, Sengezer M. The cell based dressing with living allogenic keratinocytes in the treatment of foot ulcers: a case study. Br J Plast Surg 2005; 58: 988–96

75. Veves A, Falanga V, Armstrong DG, Sabolinski ML, Apligraf Diabetic Foot Ulcer Study. Graftskin, a human skin equivalent, is effective in the management of noninfected neuropathic diabeticfoot ulcers: a prospective randomized multicenter clinical trial. Diabetes Care 2001; 24: 290–5

76. Edmonds M. Apligraf in the treatment of neuropathic diabetic foot ulcers. Int J Low Extrem Wounds 2009; 8: 11–8

77. Uccioli L, Giurato L, Ruotolo V, Ciavarella A, Grimaldi MS, Piaggesi A, Teobaldi I, Ricci L, Scionti L, Vermigli C, Seguro R, Mancini L, Ghirlanda G. Two-step autologous grafting using HYAFF scaffolds in treating difficult diabetic foot ulcers: results

of a multicenter, randomized controlled clinical trial with long-term follow-up. Int J Low Extrem Wounds 2011; 10: 80-5

78. Puttirutvong P Meshed skin graft versus split thickness skin graft in diabetic ulcer coverage. J Med Assoc Thai 2004; 87: 66-72

79. Baker LL, Chambers R, DeMuth SK, Villar F Effects of electrical stimulation on wound healing in patients with diabetic ulcers. Diabetes Care 1997; 20: 405-12

80. Peters EJ, Lavery LA, Armstrong DG, Fleischli JG. Electric stimulation as an adjunct to heal diabetic foot ulcers: a randomized clinical trial. Arch Phys Med Rehabil 2001;82:721-5

81. Petrofsky JS, Lawson D, Berk L, Suh H. Enhanced healing of diabetic foot ulcers using local heat and electrical stimulation for 30min three times a week. J Diabetes 2010; 2: 41-6

82. Ennis WJ, Foremann P, Mozen N, Massey J, Conner-Kerr T, Meneses P Ultrasound therapy for recalcitrant diabetic foot ulcers: results of a randomized, double-blind, controlled, multicenter study. Ostomy Wound Manage 2005; 51: 24-39

83. Alvarez OM, Rogers RS, Booker JG, Patel M. Effect of noncontact normothermic wound therapy on the healing of neuropathic (diabetic) foot ulcers: an interim analysis of 20 patients. J Foot Ankle Surg 2003; 42: 30-5

84. Szor J, Holewinski P Lessons learned in research: an attempt to study the effects of magnetic therapy. Ostomy Wound Manage 2002; 48: 24-9

85. Chiglashvili DS, Istomin DA. Complex treatment of patients with the diabetic foot. Klin Med (Mosk). 2004; 82: 66-9

86. Wang CJ, Kuo YR, Wu RW, et al. Extra-corporeal shockwave treatment for chronic diabetic foot ulcers. J Surg Res 2009; 152: 96-103

87. Wang CJ, Wu RW, Yang YJ Treatment of diabetic foot ulcers: a comparative study of extracorporeal shockwave therapy and hyperbaric oxygen therapy. Diabetes Res Clin Pract 2011; 92:187-93

88. Rullan M, Cerda L, Frontera G, Masmi-quel L, Llobera J. Treatment of chronic diabetic foot ulcers with bemiparin: a randomized, triple blind, placebo-controlled, clinical trial. Diabet Med 2008; 25:1090-5

89. Sert M, Soydas B, Aikimbaev T, Tetiker T. Effects of iloprost (a prostacyclin analogue) on the endothelial function and foot ulcers in diabetic patients with peripheral arterial disease. Int J Diabetes Metab 2008; 16: 7-11

90. Leung PC, Wong MV, Wong WC. Limb salvage in extensive diabetic foot ulceration: an extended study using a herbal supplement. Hnk Kng Med J 2008; 14: 29-33

91. Bahrami A, Kamali K, Ali-Asgharzadeh A, et al. Clinical applications of oral form of

167

ANGIPARS TM and in combination with topical form as a new treatment for diabetic foot ulcers: a randomized controlled trial. DARU 2008; 16(Suppl 1): S41–48

92. Larijani B, Heshmat R, Bahrami A, et al. Effects of intravenous Semelil (ANGI-PARSTM) on diabetic foot ulcers healing: a multicenter clinical trial. DARU 2008; 16(Suppl 1): S35–0

93. Marfella R, Sasso FC, Rizzo MR, Paolisso P, Barbieri M, Padovano V, Carbonara O, GualdieroP, Petronella P, Ferraraccio F, Petrella A, Canonico R, Campitiello R, Della Corte A, Paolisso G, Canonico S. Dipeptidyl peptidase 4 inhibition may facilitate healing of chronic foot ulcers in patients with type 2 diabetes. Experimental Diabetes Research 2012, Article ID 892706, doi:10.1155/2012/892706

94. Lavery LA, Barnes SA, Keith MS, Seaman JW Jr, Armstrong DG. Prediction of healing for postoperative diabetic foot wounds based on early wound area progression. Diabetes Care 31: 26–29, 2008

附录　定义与标准

　　糖尿病足的治疗涉及多个学科，为了更好地交流，IWGDF 根据文献将常用词汇进行统一定义。

总体	足	踝以下的结构
	糖尿病足	糖尿病患者下肢有周围神经病变和(或)血管病变,足部出现感染,溃疡和组织破坏
	足部病变	足部皮肤、趾甲及深部组织的任何损害
	足溃疡	足部全层皮肤的病变
	愈合的溃疡	溃疡部位皮肤完整,完全上皮化
	糖尿病神经病变	排除其他原因后,表现出糖尿病周围神经功能障碍的症状和体征
	保护性感觉缺失	不能感觉轻的压力,例如不能感受 10 克单丝的压力
	神经缺血性	同时存在周围神经病变和周围动脉病变
血管	周围动脉疾病(PAD)	有动脉粥样硬化闭塞的症状和体征,或通过非侵袭的方法确诊,导致下肢的一支或多支血管受损
	缺血	动脉供血不足的症状和体征,可以通过查体和必要的检查确诊
	严重下肢缺血	静息性疼痛大于 2 周,需要镇痛治疗;客观证实由下肢血管病变导致出现溃疡和坏疽
	跛行	由于周围动脉疾病,行走后出现足部、大腿和小腿的疼痛,休息后可以缓解
	静息痛	由于周围动脉疾病,足部严重的持续的疼痛,有些可以通过足部特定的姿势达到部分缓解
	血管成形术	通过经皮腔内技术或者其他方法进行动脉血管重建
溃疡	表浅溃疡	不超过真皮层的皮肤病变
	深部溃疡	全层皮肤病变,超过真皮层。到达皮下,如筋膜,肌肉,肌腱,骨质
感染	感染	病原微生物入侵并繁殖,伴有组织破坏和(或)机体免疫反应的一种病理状态
	表浅感染	皮肤感染,不超过真皮以下的结构
	深部感染	感染超过真皮以下的结构,包括脓肿、化脓性关节炎、骨髓炎、化脓性腱鞘炎和坏死性筋膜炎
	蜂窝织炎	皮肤感染,包括一项或多项如下症状和体征:硬结、红、热、疼痛或触痛
	骨炎	骨皮质感染,未到骨髓
	骨髓炎	骨感染,包括到骨髓

(待续)

(续表)

截肢	截肢	经骨截断一段肢体
	关节离断	经过关节离断
	大截肢/关节离断	踝以上的截肢
	大截肢水平	TF,经过股骨截肢(也称为膝上截肢);KD,经过膝关节截肢(也称为经膝关节截肢);TT,经过小腿截肢(也称为膝下截肢)
	小截肢/关节离断	任何踝关节以下的截肢或关节离断
	小截肢水平	足趾截趾;足趾关节离断;远端经跖骨截趾;近端经跖骨截趾;跖趾关节离断;中间跖趾关节离断;踝关节离断。
	初次截肢/关节离断	第一次截肢,直到最后的结果(愈合或者死亡)
	第一次截肢	在一段时间内进行截肢,无论截肢的部位和水平
	再次截肢/关节离断	初次截肢后没有愈合,在同侧再次进行截肢
	新的截肢/关节离断	前次截肢创面已愈合,进行新的截肢
	双侧截肢/关节离断	同时进行双侧的截肢,无论截肢水平
	另侧腿截肢/关节离断	一侧腿愈合以后,另一侧腿因创面不愈合而截肢
分级	IWGDF 危险度分级	0. 没有周围神经病变 1. 有周围神经病变 2. 周围神经病变合并周围动脉病变和/或足部畸形 3. 周围神经病变合并有既往溃疡或截肢史
	IWGDF 感染分级	1. 没有感染:没有感染症状或体征 2. 轻度感染:至少有以下两项表现:局部肿胀或者硬结;创面周围红肿在 0.5~2cm;局部疼痛、发热、流脓排除皮肤炎症反应的其他原因(如创伤、痛风、急性神经性骨关节病、腓骨骨折、血栓形成、静脉瘀血)仅皮肤和皮下组织 3. 中度感染:累及皮下组织(如脓肿、骨髓炎、化脓性关节炎、筋膜炎)没有全身感染的症状和体征(如下所述) 4. 重度感染:局部感染(如上所述)伴 ≥2 SIRS 标志:体温>38℃或<36℃;心率>90 次/min;呼吸频率>20 次/min 或 $PaCO_2<32mmHg$,白细胞计数>$12×10^9/mm^3$ 或<$4.0×10^9/mm^3$ 或者不成熟(杆状核)细胞>10%
	PEDIS	为了研究,IWGDF 对糖尿病足进行分类。包括血液灌注,面积/大小,深度/组织缺损,感染,感觉。每一个分类下面可以再分类

(待续)

其他	坏死	失活的组织
	坏疽	由于供血不足,所有的组织死亡(皮肤、肌腱、筋膜、肌肉)。没有感染时通常导致组织变干,呈黑色,通常称为干性坏疽;当组织受到感染,伴随腐败和周围蜂窝组织炎,它通常被称为湿性坏疽
	下肢水肿	由于组织间液增加,导致腿或足水肿
	发红	足部颜色发红,按压后可以褪色
	胼胝	过度压力形成的足部过度角化
	清创	清除胼胝及坏死组织
	足部畸形	足部结构异常,如锤状趾、爪型趾、踇外翻、跖骨头突出、神经性骨关节病及截肢或其他足部手术后残余部分畸形
	神经骨关节病变(夏柯足)	由于神经病变导致的非感染性骨和关节的破坏,急性期有炎症的体征
	全接触石膏支具	一个容易成型、包裹在膝盖以下的不可拆卸的玻璃纤维或石膏垫,保持与整个足底表面和小腿全接触
	非可移动支具	和可拆卸的支具或助行器一样,但是在其上包裹一层玻璃纤维,使其不可拆卸,也称为"短期的全接触石膏支具"
	高危	存在这些特点,提示很大程度上会发生事件
	低危	发生事件的可能性较低

索 引